DE

LA GOUTTE

LYON. — IMP. D'AIMÉ VINGTRINIER.

DE

LA GOUTTE,

ET DU

DANGER DES TRAITEMENTS EMPIRIQUES

QUI LUI SONT TROP GÉNÉRALEMENT OPPOSÉS ;

DE SON TRAITEMENT RATIONNEL ;

PAR

LE DOCTEUR F.-F.-A. POTTON,

Vice-président de la Société impériale de médecine de Lyon,
ancien médecin de l'hospice de l'Antiquaille, membre de la Société d'agriculture,
sciences et arts de la ville de Lyon, ancien membre du Conseil de salubrité
et du Jury médical de la même ville, membre de plusieurs
Sociétés savantes, nationales et étrangères...

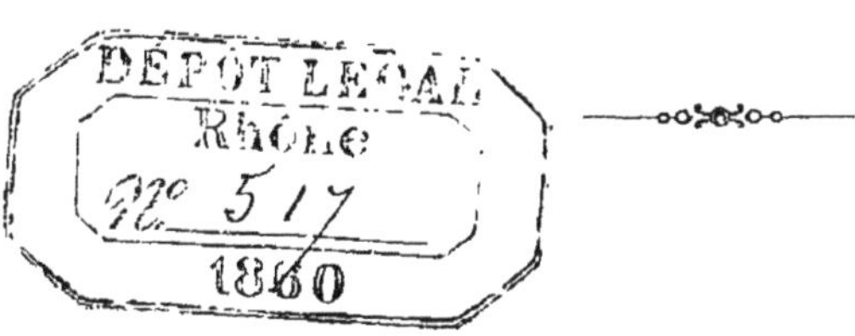

LYON

Mel SAVY, LIBRAIRE-ÉDITEUR,

place Louis-le-Grand, 14.

1860

Lorsque la goutte était considérée comme une *entité*, en quelque sorte comme un être abstrait, essentiellement inconnu dans sa nature et dans sa cause, l'École vitaliste, à laquelle je me fais gloire d'appartenir, témoin des accidents déterminés par les palliatifs, a bien pu écrire autrefois, parmi les sages conseils donnés aux malades : *patience et flanelle*, parce qu'elle préférait resserrer les limites de la thérapeutique, plutôt que de dépasser celles de la prudence.

Mais aujourd'hui que les découvertes nouvelles, que les sciences physiques et chimiques, dont elle admet le concours, sont venues éclairer la question d'une vive lumière, la médecine *purement expectante* ne saurait être le dernier terme de l'art dans la question qui nous occupe ; il importe de profiter et des enseignements de la science et de ceux de l'observation.

La goutte, à mon avis, ne doit plus être rangée parmi les maladies incurables : assez longtemps, les préceptes, la conduite, les ouvrages de plusieurs maîtres justement célèbres ont fait dire que son traitement était la démonstration de l'impuissance, était *l'opprobre* de la médecine.

Ce sont ces idées, ces croyances, répandues dans le monde, qui ont ouvert une vaste carrière au charlatanisme; ce sont elles qui ont porté les malades, dans leur désir bien légitime de se soulager, à tenter une foule de moyens, les uns outrageant la raison et le bon sens, les autres susceptibles de compromettre la vie.

Je ne parlerai pas des premiers dont le nombre toujours a été considérable. Ainsi, dans l'antiquité, ils ont suggéré à Lucien son dialogue : *Philopseudès*, ou *l'Ami du mensonge*, et le sujet de fines railleries, de plaisanteries pleines de sel, trouvant encore leur application. Dans une comédie intitulée : *La Goutte*, un poète moderne, à l'instar de Lucien, s'est moqué des remèdes merveilleux vantés par la cupidité s'adressant à l'ignorance et à la douleur. Je ne veux m'occuper que des principaux remèdes palliatifs employés actuellement ; quelques uns sont moins dangereux par eux-mêmes que par la manière dont ils sont administrés, que par les conditions dans lesquelles on les emploie. S'ils ont été, s'ils deviennent, à chaque instant, funestes, c'est qu'on a négligé, c'est qu'on néglige de tenir compte des altérations pathologiques existant dans la goutte. Comme c'est une maladie diathésique, c'est sur l'ensemble de l'économie qu'il faut agir plutôt que sur les manifestations morbides; si on arrive, et le fait est possible, à changer par le régime, par l'hygiène, les dispositions de l'organisme, on arrivera également à se rendre maître des symptômes et du mal lui-même; on combattra avec succès, sans péril, par une médication spéciale, les désordres consécutifs.

Mais, il faut le déclarer, il y a peu de malades qui veuillent ou qui puissent comprendre la portée, la nécessité de ces principes, et s'y soumettre. Il est plus facile, plus simple dans le moment des crises, dont on n'a pas cherché à se garantir, d'avoir recours à des formules qui soulagent parfois instantanément.

Il ne faut pas attendre de tous les podagres la sagesse, la force de caractère de ce riche seigneur anglais qui, en proie aux souffrances les plus cruelles, refusa de recevoir un prétendu médecin qui accourait pour lui offrir un spécifique éprouvé. Ce docteur est-il venu en carosse ou à pied, demanda le lord? A pied, répondit l'introducteur. « Eh bien, va dire à ce frippon de s'en retourner ; s'il avait le remède dont il se vante, il roulerait carosse à six chevaux, j'aurais été le chercher moi-même, et lui aurais offert la moitié de ma fortune pour être délivré de mon mal. »

Il faut avoir passé par les étreintes de la goutte pour comprendre, pour excuser la faiblesse, la crédulité des malades, leur penchant à s'abandonner à l'empirisme. Mais les motifs qui me font compatir à des douleurs que je partage, ne s'opposent point à ce que je m'élève contre des pratiques pernicieuses à mes yeux, ne m'empêchent pas de répéter avec Van-Swieten :

Dolorem lenire non est podagram curare.

Le médecin, a dit un auteur, connaîtra mieux, traitera plus sûrement une maladie, s'il a subi ses atteintes. C'est peut-être à cette opinion, généralement admise dans le monde, que j'ai dû l'avantage d'être fréquemment consulté par des goutteux. C'est durant une dernière attaque accidentelle, pour faire diversion à ses angoisses, que rappelant mes souvenirs, j'ai réuni mes notes et mes observations pour rédiger ce mémoire, ayant principalement pour base mes lectures et mon expérience personnelle.

Je le publie tel qu'il a été soumis à la Société impériale de médecine de Lyon. Je regrette que le premier mode de publicité qu'il a reçu (*) ne m'ait pas permis de le revoir dans son ensemble, d'y faire des changements, des additions, des corrections que je projetais. J'aurais désiré mettre plus d'ordre dans certains points, supprimer quelques répétitions , et surtout pour le traitement dont je n'ai qu'indiqué les principes fondamentaux, entrer dans des particularités, dans des développements thérapeutiques qui, dans la pratique médicale, ont une importance très-grande. Tel que je

---

(*) Ce mémoire a été imprimé, dans la *Gazette médicale*, immédiatement après avoir été communiqué à la Société de médecine, où mon confrère et ami Diday a bien voulu lui accorder une large place dans les numéros d'avril et mai 1860.

le présente, je reconnais l'insuffisance, les défauts de
ce travail ; je serais satisfait si la critique désarmée par
cet aveu, me tenant compte de mes intentions, le
jugeait avec moins de sévérité, m'aidait de ses conseils
que je serais heureux de mettre à profit dans un tra—
vail plus complet que je prépare sur cette matière.

RECHERCHES ET OBSERVATIONS

NOUVELLES

SUR LA GOUTTE

Ce n'est point une monographie complète de la goutte que j'ai la prétention d'écrire, le titre de ce mémoire l'indique : je veux seulement rédiger mes notes sur la maladie, présenter des études basées sur ma pratique et mon expérience personnelles, sur des observations nombreuses, poursuivies, recueillies durant de longues années, avec le plus grand soin, j'ose le dire.

Si ce sujet a spécialement fixé mon attention, s'il a excité mon très-vif intérêt, c'est qu'il me touchait d'une manière trop directe. Bien jeune encore, il y a plus de 25 ans, j'ai ressenti les premières atteintes de cette affection, que depuis, j'ai eu la douleur de voir se reproduire 10 ou 11 fois, marquée par des accès plus ou moins intenses.

Dans l'histoire difficile et compliquée des manifestations goutteuses, je n'aborderai que quelques points, ceux qu'il m'a été donné de reconnaître et de bien établir, c'est du moins ma conviction.

Parmi les faits qui doivent être consignés dans ce travail, plusieurs ont été signalés par les observateurs qui m'ont précédé ; si donc ils n'ont rien de neuf, ils auront, cependant, je l'espère, cette utilité de nous reporter à des principes, à des doctrines que l'on est trop disposé à oublier de nos jours ; s'ils n'ont rien d'original en eux-mêmes, ils sont susceptibles de fixer l'attention, de faciliter la démonstration des rapports si obscurs, si mal déterminés, existant entre ce que j'appelle les accidents primitifs et les désordres consécutifs de la goutte. La thèse principale que je m'appliquerai à prouver est la suivante : « 1° la goutte affectant les organes profonds, *la goutte interne*, ne survient, dans l'immense majorité des cas, que si la maladie fixée au dehors, sur les membres, siéges de prédilection, a été arrêtée, contrariée dans son développement par une cause quelconque ; 2° il est toujours dangereux de la combattre activement par des moyens n'ayant d'action que sur les symptômes. »

En essayant d'établir la filiation directe, de préciser les relations intimes qui lient entre eux ses divers phénomènes, je reprends une proposition abordée, il y a déjà longtemps, par le docteur Castelnau, dans le journal : *les Archives Générales de Médecine*, (année 1843). M'appuyant sur des preuves nombreuses, que je considère comme positives, je serai plus explicite, plus affirmatif que lui.

Depuis que le grand Baillou, le médecin de son époque qui a le plus contribué à ramener la science à l'étude immédiate des faits, séparant la goutte du rhumatisme, a nettement établi les caractères propres à chacune de ces deux lésions, (*Opuscula medica de arthride, lapide, et urinarum sedimento*),c'est en vain que divers pathologistes ont protesté contre cette distinction essentielle.Parmi les opposants les plus illustres de notre époque, on compte Rostan qui s'est efforcé,par ses leçons et par ses ouvrages,de nous ramener aux idées anciennes ; les professeurs Chomel et Réquin ont également prétendu dans leur *Clinique médicale* que, l'arthrite et la goutte constituent la même maladie : cette croyance n'a pas prévalu. Leur opinion n'a trouvé, ne trouve guère aujourd'hui des partisans et des défenseurs que parmi les médecins et surtout parmi les empyriques qui se vantent d'obtenir une guérison radicale par des spécifiques dont ils possèdent le secret.

Sans doute , la ligne de démarcation semble parfois très–incertaine ; une grande affinité existe entre deux maladies envahissant de prime abord les mêmes tissus, le système fibreux articulaire. Mais si les causes génératrices sont quelquefois semblables, si plusieurs symptômes sont les mêmes, il y a aussi des traits différentiels, appréciables, non équivoques.

Tandisque la goutte constamment sous la dépendance d'un état idiosyncrasique, se liant, à un trouble plus ou moins sensible, des fonctions de l'estomac et des secondes voies digestives, apparaît, pour ainsi dire, à des intervalles réguliers, laisse trop fréquemment après elle des traces caractéristiques , le rhumatisme , quatre-vingt-dix - neuf fois sur cent , a dit Bosquillon , est dû à une cause externe ; il est l'effet d'un refroidissement ; ses attaques sont irrégulières, coincident avec les variations atmosphériques ; s'il se montre seul, il ne détermine pas, même après plusieurs années d'existence, des altérations locales qui lui soient propres , autres que les engorgements, les dégénérescences inflammatoires. Ordinairement sporadique, on le voit régner d'une manière endémique dans certains pays, à Lyon, par exemple ; quelques épidémies même ont été décrites : je ne sache pas que rien de semblable ait été véritablement observé pour la goutte : enfin, les analyses chimiques les plus récentes ont constaté que les éléments pathologiques, que les modifications survenues dans l'état du sang sont différentes : dans le rhumatisme c'est la fibrine qui prédomine, dans la goutte c'est l'acide urique. Il est vrai qu'il peut arriver un moment où les deux maladies qui, sous la forme chronique, progressent fréquemment ensemble, finissent par perdre leurs formes, leurs traits spéciaux les plus probants, par se confondre pour constituer en apparence une seule et même affection.

Il me semble inutile à cette heure d'insister davantage sur leurs signes différentiels, ils sont trop évidents pour les praticiens qui, en dehors de tout esprit de système, jugent sans prévention.

La goutte probablement a été ainsi nommée pour marquer le dépôt qui s'opère, en quelque façon, goutte à goutte, autour des surfaces articulaires, et s'y concrète peu à peu en nodosités; ce nom fournit une explication technique peu satisfaisante. C'est une maladie diathésique, de principe

interne, inconnu , qui se produit par des symptômes , au
début, toujours identiques. Un grand nombre de théories
ont été émises sur sa cause essentielle, je ne les énumère-
rai point, une discussion de cette nature ne serait qué
d'un faible intérêt : qu'on me permette donc de ne relater
que les deux faits principaux de la maladie elle-même ,
unanimement reconnus, ils embrassent tous les autres :
1° l'affection locale articulaire, 2° l'affection générale qui
domine la première et lui donne naissance.

Si diverses circonstances extérieures peuvent engendrer,
favoriser l'apparition de la goutte , la disposition origi-
nelle est aussi une de ses causes irrécusables, manifestes.
Des auteurs, dans le but de servir, de fortifier des systèmes
qui leur appartiennent, mais sans motifs sérieux, sans raisons plausibles, ont contesté, ont nié même l'action de
l'hérédité : l'expérience, l'observation de tous les âges s'é-
lèvent contre ces idées, au moins singulières, soutenues
particulièrement par Cadogan et Brown.

Pour ce qui me concerne, sur 23 malades qu'il m'a été
permis d'observer, 11 d'après les renseignements obtenus,
tiraient sûrement le principe morbide de leur famille.

On est bien forcé d'admettre qu'il existe dans la goutte
une modification spéciale, une altération du sang. Les
découvertes de la chimie moderne, les recherches microscopiques, les rigoureuses analyses de Garrod et de Lehmann
ne laissent aucune incertitude à cet endroit. Cet état pathologique se révèle d'ailleurs, lorsque les fluxions prolongées sur les surfaces articulaires, sur les membres inférieurs ordinairement, (Selon Scudamore, 70 sur 100 sur le

gros orteil), provoquent des altérations locales, commençant par le dépôt d'une liqueur visqueuse qui se durcit au
centre, pour former successivement des granulations, des
tumeurs tophacées d'un volume variable.

La goutte n'est pas une maladie très-commune ; si j'en
juge par ce qu'on lit dans les auteurs, par la manière dont
ils s'expriment, par la multitude des observations qu'ils
rapportent, elle me paraît avoir été plus fréquente dans le
dix-septième, le dix-huitième siècle, et même au com-
mencement du dix-neuvième qu'à notre époque.

Depuis Baillou, Sydenham qui était goutteux, depuis
Boerhaave, Van-Swieten, Fréd. Hoffmann, Cullen, jusqu'à
Barthez et Scudamore, un très-grand nombre d'ouvrages ex-
professo ont paru sur cette question. Mais c'est encore dans
les livres de ces grands médecins qu'il faut chercher les indications les plus rationnelles, les connaissances les plus
exactes sur la maladie. Les traités modernes ne sont, pour
la plupart, que la répétition des écrits de ces maîtres célèbres, avec quelques variantes, suivant les systèmes en
vigueur ; ou bien, comme les publications de Giannini, de
Cadet de Vaux, de Turck, on dirait qu'ils n'ont été composés que pour faire valoir des doctrines, des traitements
inventés par ces pathologistes, fondés sur des opinions
personnelles plutôt que sur l'expérience : aussi, le temps
déjà en a-t-il fait une prompte justice.

Il est hors de doute que les conditions d'existence, les
habitudes sociales exercent une influence marquée sur la
production, sur le caractère des maladies ; les unes per-
dent de leur intensité, se montrent plus rarement qu'au-

trefois, ou même disparaissent, tandisque d'autres se manifestent, deviennent plus graves ou plus communes. Je suis très disposé à penser, (ma croyance est établie sur la comparaison, sur le rapprochement des faits), que la goutte acquise, non héréditaire, va en diminuant ; une affection, au contraire, qui reconnaît parfois les mêmes causes, qui implique aussi une altération dans les liquides, dans les fluides sécrétés, la gravelle semble se rencontrer plus fréquemment que jadis.

Ce ne sont pas mes seules remarques qui me conduisent à énoncer cette proposition ; j'ai consulté des médecins très répandus, j'ai fixé leur attention ; en invoquant leurs souvenirs, en comparant les observations tirées de leur pratique, ils ne seraient pas éloignés d'abonder dans mon sens. Les transformations radicales, les changements importants qui ont eu lieu dans les usages privés, dans les coutumes journalières, dans les mœurs publiques, pourraient n'être pas étrangers aux faits que je signale, sans les affirmer d'une manière absolue.

La goutte est toujours une exception dans les hôpitaux, tandis que les cas de gravelle vont en augmentant ; ainsi cette dernière se produit chez les gens du peuple de toutes les professions ; les modifications, heureuses à certains égards, survenues dans le régime alimentaire, l'usage plus général de la viande, l'usage et trop souvent l'abus du vin, des boissons alcooliques sont des causes susceptibles de la multiplier.

Durant plusieurs saisons passées à Vichy, j'ai dressé une statistique, questionnant les malades toujours prêts à raconter leurs misères à celui qu'ils voient, qu'ils croient dans une situation semblable à la leur, et qui s'intéresse à leurs souffrances.

Après la très-grande publicité donnée dans, le monde aux travaux du docteur Petit, il y avait encore, l'an dernier, de puissantes raisons pour voir affluer les goutteux à la source des Célestins; je ne les ai rencontrés que dans la proportion de un à trois graveleux; la différence est bien plus sensible à Contrexeville où ces derniers forment une majorité relative plus considérable.

Je cite de préférence ces deux établissements thermaux parce que je les ai fréquentés, et ainsi bien connus, parce que ce sont eux qui, en France, ont le privilége d'attirer les maladies qui nous occupent.

Sans énumérer en détail les causes déterminantes de la goutte, je rappellerai les principales, saisissant l'occasion de rectifier un préjugé, une erreur vulgaires. On l'attribue presque exclusivement à des écarts de régime, à l'intempérance, à la bonne chère ; on la considère comme l'apanage, le triste privilége des heureux du siècle, de là le nom de *Morbus dominorum. Bacchi et Veneris filia salutatur à poetis podagra.*

Il est des exceptions très-nombreuses : j'ai connu, je connais des hommes d'une modération, d'une simplicité exemplaires, qui ont été, qui sont frappés de la goutte, durant le cours d'une vie laborieuse, lorsque leur modeste régime semblait devoir les mettre à l'abri de ses atteintes.

M. Ren.... homme très-actif, âgé aujourd'hui de 58 ans, riche propriétaire de nos contrées, d'une tempérance, d'une sobriété proverbiales parmi ses amis, qui, par instinct en quelque sorte, s'est rangé, dès son enfance, dans la secte des légumistes, ne prennant une nourriture animale qu'avec un dégoût marqué, est affecté de la goutte depuis plus de 15 ans. Ne se déclare-t-elle pas aussi chez des religieux, chez des moines qui, soumis à une règle austère, n'usent que d'une alimentation végétale ?...

J'ai vu commencer à 35 et à 39 ans chez les MM. Pre.... frères, d'affreuses crises de goutte et de gravelle dont les plaisirs de la table ne pouvaient nullement expliquer l'apparition. Chez l'un, la gravelle seule a persisté et persiste à un très-haut degré , la goutte n'a pas reparu , tandis qu'elle tourmente le second qui n'a éprouvé qu'une seule attaque de gravelle, il y a plus de 12 ans.

Lorsque j'ai souffert de la goutte pour la première fois , j'avais 24 ans, ma constitution physique n'était pas, loin de là, de celles que ce mal tourmente d'ordinaire. Comme la plupart des étudiants, je n'avais connu que la table de la famille, celle des hôpitaux, et dans les restaurants, celle des repas à 19 sous. Après un bain froid au Rhône une crise se développa très-aiguë ; le docteur Montain jeune, mon maître, témoin du siége, de la nature de la douleur, n'hésita pas à diagnostiquer le mal, il l'attribua à la prédisposition héréditaire ; le bain n'avait été, à son avis, que la cause occasionnelle, la source était ailleurs.

Sur les 23 cas de goutte cités dans ce mémoire, 6 m'ont été fournis par des malades que la sobriété, le régime simple, la sage conduite, suivant toute probabilité, d'après les idées reçues, auraient dû préserver.

Le docteur Galtier–Boissière, dans son excellente dissertation : *De la goutte, de sa nature, de ses causes et de son traitement préservatif, palliatif et curatif*, émet une opinion qui m'a confirmé plus encore dans la mienne ; il pense que l'on fait une part trop absolue à l'influence de la bonne chère dans la génération de la goutte ; ce sont aussi ses propres douleurs, celles dont il a été témoin dans sa famille, qui ont conduit ce médecin à porter spécialement ses études sur cette matière. Il a reconnu et il démontre que les professions sédentaires qui nécessitent un repos trop prolongé, facilitant, comme dit Roche, une surcharge de sucs nourriciers, suspendent ou diminuent les moyens d'élimination et suffisent pour provoquer la goutte ; il a constaté ses accidents chez des ouvriers cordonniers, tailleurs, graveurs, bijoutiers etc... que l'on ne pouvait certainement accuser de trop bien vivre. Deux fois il m'a été donné de faire des remarques semblables chez des individus appartenant à cette même catégorie. Il n'y a plus chez les sujets placés dans ces conditions, harmonie entre l'activité des fonctions digestives et des fonctions musculaires dont l'exercice est si important, la déperdition qui s'opère par cette voie et par le système cutané, n'est plus en rapport avec le travail d'une réparation trop énergique. Certains principes qui devraient être expulsés restent dans le sang ; l'acide urique, (je l'ai dit, l'analyse chimique a établi le fait), étant trop abondant dans le système circulatoire, son excès devient ici la cause accidentelle de la goutte.

C'est en s'appuyant sur des recherches faites dans des circonstances en apparence analogues, que le docteur

Rostan a soutenu que le rhumatisme et la goutte ne diffèrent point. Il a tiré son principal argument des observations recueillies durant son long exercice à l'hospice de la Salpétrière. Il a vu et soigné un grand nombre de femmes infirmes, perclues, qui présentaient des nodosités, des concrétions tophacées, des engorgements avec soudures, ankyloses des surfaces articulaires, en un mot, tout le cortége des altérations qu'entraîne la goutte qui n'aurait pas dû, suivant le savant professeur, se rencontrer chez de malheureuses ouvrières dont la vie n'avait été qu'une longue suite de privations.

Dans l'étude de ces désordres organiques, il n'a pas été attaché, je le crois, une assez grande attention à la valeur, à la puissance de la cause indiquée ci-dessus : le défaut d'exercice, les dégénérescences occasionnées par les progrès de l'âge, le rhumatisme chronique, les autres maladies antérieures ont infailliblement joué un rôle essentiel dans la production des graves lésions signalées, que je me garderai bien, moi aussi, de rattacher exclusivement à la goutte : mais, quels que soient les caractères pathologiques de ces altérations remarquées dans l'extrême vieillesse, ils ne permettent nullement, à mon sens, de conclure que le rhumatisme et la goutte ne sont qu'une seule et même maladie : des causes multiples qui ont agi, ensemble ou successivement, n'établissent pas la similitude, l'identité des deux affections, ne prouvent rien contre la distinction qui a été admise.

Ce n'est pas non plus, toujours, au mode d'alimentation, aux excès, à la bonne table que l'on peut, que l'on doit attribuer le retour des crises, chez les individus soumis à la diathèse goutteuse. Peut-être est-ce parce qu'on a vu souvent les accès se reproduire sous l'impression des causes qui déterminent le rhumatisme qu'on a été porté à le confondre avec la goutte. Ces maladies qui marchent fréquemment ensemble dans certaines localités, à Lyon par exemple, reparaissent de même à la suite de refroidissements, qui en supprimant ou suspendant les fonctions de la peau, occasionnent un trouble général dans l'organisme. Mainte fois, j'ai vu l'action de l'humidité ou du froid être suivie de manifestations rhumatoïdes et goutteuses. Dans l'histoire de ma propre maladie, j'ai noté que six fois elle a reparu avec des courbatures, ou des affections catarrhales, trois fois après des fatigues exagérées, des insomnies, des veilles, des chagrins profonds; enfin, deux fois au plus, j'ai soupçonné des infractions à mon régime ordinaire d'avoir réveillé mes souffrances.

On a inscrit pareillement parmi les causes déterminantes de la goutte, les travaux intellectuels, l'excitation nerveuse, la contention d'esprit, le genre de vie qui en sont les conséquences forcées. De tout temps, les professions libérales ont été considérées comme exerçant un grand empire sur cette affection. C'est là sans doute ce qui a fait dire à Sydenham : *Plures interemit sapientes quàm fatuos podagra.*

On a dû pressentir qu'avec l'opinion que j'adopte sur la pathogénie de la goutte, sur les qualités du sang chez les goutteux, que je suis loin de contester les effets pernicieux d'une nourriture trop succulente, des boissons excitantes, alcooliques : j'ai voulu seulement rappeler que ces causes ne sont pas uniques, ne sont pas aussi générales qu'on le pense, même dans le monde médical.

Pour le degré d'énergie, pour la puissance d'action, j'établis une énorme différence entre les effets des viandes de haut goût, fortement azotées, riches en fibrine, et entre les effets du vin et des autres boissons alcooliques. L'abus ou même la consommation journalière d'une nourriture trop substantielle, des mets trop stimulants par leur préparation ou leurs principes, agissent sûrement dans la production de la goutte, le doute n'est pas possible, tandis qu'il n'existe pas pour moi de fait bien authentique démontrant que l'usage des spiritueux, que le défaut de tempérance, l'ivrognerie aient suffi à eux-seuls pour engendrer la goutte.

Ce qui se passe, ce que l'on voit, tous les jours, chez les hommes du peuple, les artisans, est péremptoire. La passion du vin, des liqueurs qui occasionnent une foule de maladies, qui rendent presque incurable le rhumatisme, a-t-elle amené de franches explosions du mal ?... Je ne l'ai point personnellement observé. Mais je dois dire que, dans la discussion soulevée par ce mémoire au sein de la Société de médecine, M. le Dr Gubian a cité l'observation d'un employé de l'octroi qui avait contracté la goutte par suite des nombreuses dégustations faites à la barrière. Ayant abandonné ce métier, quoique plus tard dans une position plus heureuse, cet homme avait été guéri, dès qu'il n'avait plus été exposé à ces libations incessantes.

C'est à la gravelle que les boissons alcooliques et phosphatées, paraissent surtout donner naissance.

On a accusé, on accuse spécialement dans nos contrées, les vins du Beaujolais de favoriser son développement. Cette remarque n'est pas sans valeur, elle mérite d'être prise en considération dans le régime habituel des sujets qui offrent une prédisposition déjà connue.

J'ai vu la goutte ne pas épargner des individus qui n'avaient jamais bu que de l'eau : un membre de ma famille, M. Pey... ancien notaire, qui par une étrange antipathie, n'a jamais pu approcher de ses lèvres un verre contenant du vin, (l'aspect seul de ce liquide l'impressionne péniblement), n'est point exempt, depuis nombre d'années, de crises violentes, périodiques. Soumis à une hygiène bien entendue, il a supporté, il supporte la maladie sans la contrarier : grâce à cette prudente conduite, la goutte semble être devenue pour lui, suivant le proverbe, un brevet de longévité.

L'observation suivante est trop curieuse à plus d'un titre, pour ne pas trouver ici sa place.

Le nommé Claude Da..., pauvre journalier, vivait à Moirans, (Isère), dans le voisinage d'une auberge, dernière station, autrefois, des voyageurs, des voituriers qui se rendaient à Grenoble. Cette hôtellerie était renommée par l'excellent gibier dont, à l'époque de la chasse, elle était abondamment pourvue. Lorsque la consommation régulière ne répondait pas aux approvisionnements, lorsque des pièces étaient non pas faisandées, mais, avaient déjà subi une décomposition plus notable, lorsque en un mot, la putréfaction était imminente ou commencée, elles étaient données ou vendues à vil prix au sieur Da..., qui en était très-friand. Il les préparait lui-même, avait soin de les épicer vigoureusement; c'était son alimentation, son régal sans pareil durant plus de trois mois de l'année. Sous l'influence d'une telle nourriture, cet homme qui ne buvait que rarement du vin, et du vin du pays, fut pris d'attaques de goutte très-aiguës. L'année suivante, la même conduite, le même régime entraînèrent de nouveaux accidents. Le fils du nommé Claude D..., âgé de quinze ans, qui partageait ses repas, participait à ses goûts dépravés, fut également pris des mêmes phénomènes caractéristiques : il était devenu une exception à l'aphorisme d'Hippocrate : *Puer non podagrá laborat.* Ces deux malades, quand je les visitai, recevaient les soins du médecin de la localité, mon ami le docteur Ravanat qui m'avait communiqué le fait, et me permit de le suivre avec lui.

Les choses se sont passées ainsi durant plusieurs années; les circonstances ensuite ont changé, l'auberge a disparu, D... et son fils ont forcément changé de régime, sont revenus à la nourriture simple des paysans du Dauphiné, et, depuis lors, la goutte n'existe plus pour eux.

Voici un dernier exemple démontrant l'action exercée par la bonne chère.

M. Frey..., homme d'un esprit distingué, amateur des plaisirs de la table, est troublé dans la plus vive de ses jouissances par les douleurs de la goutte qui se renouvellent durant cinq années : des revers de fortune bouleversent cette brillante existence, et comme on l'a observé dans des cas analogues, la goutte disparait. Mais, actif, entreprenant M. Frey..., parvient à se relever, fonde à Marseille une grande maison de commerce maritime qui l'enrichit rapidement ; il reprend son ancien genre de vie ; avec lui l'état diathésique se montre de rechef. Au lieu de prévenir la goutte en revenant à un régime plus simple, dont l'expérience a démontré les avantages, on veut l'attaquer, on la combat par des médicaments énergiques qui ne s'adressent qu'aux symptômes ; le malade meurt subitement victime de sa confiance en l'empirisme auquel il s'est abandonné.

C'est qu'un traitement général, curatif de la goutte est encore à trouver. Je ne sais si un véritable spécifique sera jamais découvert, c'est possible ; je le désire ardemment, moi qui subis les cruelles atteintes de la maladie; mais, je repousse, jusqu'à présent, tous ces prétendus remèdes souverains, que la réclame trompeuse annonce de tous côtés ; on a préconisé, on vante un nombre considérable de moyens anti-goutteux, aucun ne s'attaque à l'affection elle-même ; ils sont susceptibles seulement de modifier un ou plusieurs de ses symptômes. Quelques uns de ces médicaments renommés exercent sur la douleur en particulier, une influence merveilleuse : presque subitement, ils font disparaître ces atroces souffrances qui ont un cachet spécial : pour celui qui les a ressenties, elles ne peuvent être confondues avec aucunes autres ; elles expliquent, j'allais presque dire, elles excusent, à mes yeux, la tendance, le besoin qu'ont les malades de rechercher les agents propres à soulager immédiatement ; si ces moyens sont acceptés avec bonheur, c'est qu'on ne calcule pas, à l'heure de la souffrance, les suites qu'ils peuvent avoir plus tard.

Déplacer le mal ce n'est point le guérir : les palliatifs

momentanés prédisposent à des accidents dangereux, s'ils
ne les déterminent pas constamment.

Il ne faut pas perdre de vue que les fluxions goutteuses
sur les membres, sur les articulations, sont des mouvements salutaires à l'ensemble de l'organisme, des points
de décharge ou de dérivation qui empêchent, ou qui pré-
viennent des phénomènes pathologiques qui frapperaient
profondément des fonctions importantes, ou des organes
essentiels. Pour que la goutte ne compromette pas l'existence de ceux qu'elle touche, lorsqu'elle a fait explosion,
la première condition est de la respecter dans ses signes
extérieurs. Si, par une médecine intempestive, on l'arrête
dans sa marche, ou si des causes étrangères mettent obstacle à l'évolution régulière de ses symptômes, aident à
leur brusque suppression, toute l'économie peut être ébran-
lée ; le déplacement qui s'opère est le principe des plus
inquiétantes complications, il peut avoir une issue funeste. « La goutte articulaire est celle dont on est malade, a dit le médecin anglais Guil Musgrave, (*De ar-
thritide anomala, sive interna dissertatio*), et la goutte
anomale est celle dont on meurt. » Pour ma part, je n'ai
jamais vu de métastase éclater, de malades succomber
parmi ceux qui, s'armant de courage et de résignation, ont
eu assez d'empire sur eux-mêmes pour ne pas la violenter.
Les sujets qu'elle a tué, et ils sont nombreux, ont été,
pour la plupart, victimes de leur manque de précautions
ou de leur témérité. Mes études prolongées m'ont suggéré
la conviction que la mort est plus fréquemment la faute de
la médecine que du mal. N'est-ce pas un traitement inop-

portun qui naguère a fait périr subitement un ancien pré-
fet du Rhône, le comte Le. de Mar....?

On a parlé longtemps,on parle beaucoup de la goutte vague, ou interne, des redoutables douleurs ou des autres
accidents qui l'accompagnent, mais, on n'a pas dit assez
que, dans l'immense majorité des cas, ces accidents sont
dus aux efforts tentés pour agir contre les fluxions articulaires, ou bien à des causes étrangères qui les ont brusquement arrêtés. Dans les circonstances générales, je n'admets
pas la goutte se fixant d'emblée sur les viscères abdominaux, les centres nerveux, les poumons, le cœur, les mem-
branes séreuses, le cerveau, etc., etc... : avant d'attaquer
ces organes, elle a fait ou dû faire explosion au dehors ; le
mouvement externe a été suspendu, une répercussion en
a été la conséquence, s'est accomplie sur un point ou sur
l'autre, suivant la susceptibilité, les prédispositions particulières des individus : la maladie n'a point été primitive.

Il est des auteurs qui hésitent à reconnaître les symptômes profonds de la goutte ; quelques-uns n'ont vu dans
ces accidents que des coïncidences ou des complications ;
ils ont fondé leur opinion, sur ce qu'il difficile, impossible même, à leur avis, de démontrer les rapports immé-
diats de la cause à l'effet. Selon eux, une attaque d'apoplexie, des accidents du côté de l'estomac ou de la vessie,
un asthme, une pleurodynie survenant durant un accès,
ou brusquement après une crise de goutte, ne tiennent pas
de toute nécessité, peuvent très-bien ne pas tenir à ce
même principe morbide, mais être dus aux causes déterminantes qui leur donnent naissance dans les conditions

ordinaires, bien qu'elles ne soient pas toujours appréciables ou faciles à expliquer.

Je ne conteste pas la sagesse, la valeur des motifs qui, dans certains cas, inspirent cette réserve ; j'avoue très-volontiers, que toutes les observations de goutte *erratique*, *rétrocédée*, *répercutée*, contenues dans les traités spéciaux, sont loin d'être rigoureuses, également concluantes. Mais, peut-on affirmer que, dans une affection de tout l'organisme, nulle analogie ne doit exister entre des maladies de tissus différents, comme le cerveau, les poumons, les reins, le foie, etc., etc..., même lorsque ces organes sont revêtus de tissus fibreux en tout semblables à ceux qui se rencontrent dans les articulations? Bien que les manifestations de la maladie scrophuleuse soient loin d'être toujours identiques, bien qu'elles se produisent dans les régions les plus diverses, sur les organes les plus dissemblables, est-il jamais venu à l'esprit des médecins de nier l'origine des symptômes, leur principe, leur caractère, quoique le siége du mal ne prouve pas sa nature ?

Dans la question qui est discutée, le doute doit céder devant les preuves qu'apporte un examen sérieux confirmé par l'expérience: je me suis donc appliqué à réunir une série d'accidents justifiant mon opinion, offrant toutes les probabilités qui font loi en pathologie, comme dans les autres branches de la science médicale.

Il n'entre nullement dans ma pensée de passer en revue l'ensemble des moyens tentés pour combattre les symptômes extérieurs de la goutte, qui sont la source directe, ou tont au moins la plus ordinaire, des accidents consécutifs : cette nomenclature serait trop longue, fastidieuse, inutile, puisqu'un grand nombre déjà de ces moyens sont tombés dans un oubli mérité : je ne parlerai que des modificateurs les plus usités et dont j'ai pu apprécier moi-même les résultats : ce ne sont que les faits de ma pratique ou de mon observation que j'expose.

Commençant par les plus simples, les plus bénins en apparence, on verra qu'en réalité les moyens locaux sont loin d'être toujours insignifiants, qu'ils ne sont pas aussi innocents qu'on serait disposé à le croire de prime-abord.

Un membre de ma famille, M. C......, était parvenu à la vieillesse avec la goutte, qu'il s'était gardé de contrarier par des remèdes internes : lorsque les douleurs aiguës étaient trop violentes, il se contentait de couvrir les articulations affectées de compresses tièdes, émollientes, ou chargées de substances narcotiques, qui se refroidissaient graduellement : elles étaient alors remplacées par des applications froides, puis glacées. Par cette méthode, il était parvenu à se soulager durant de longues années ; lorsque, au mois de septembre 1839, pris d'une attaque très-intense, il essaie aussitôt de la maîtriser ; il y parvient de la même façon. Calme, le soir, après une journée très-pénible, il s'endort paisiblement ; le lendemain, il est trouvé mort dans son lit. Nous n'hésitâmes pas, le docteur Bottex et moi, à rapporter cette mort foudroyante à la brusque suppression de la crise du côté des surfaces articulaires ; à la métastase goutteuse. L'organisme avait bien pu résister durant très-longtemps aux effets de cette médication perturbatrice, mais ses dangers avaient augmenté avec les progrès de l'àge ; les tissus ayant perdu, en grande partie, leur puissance de réaction, la catastrophe s'était produite : elle n'a rien dans ces conditions qui puisse étonner le praticien, calculant les chances et de la maladie et du traitement.

Un exemple, connu de la plupart des médecins de notre ville, doit ici trouver sa place. Un de nos confrères, goutteux, ennemi de tout remède interne, ne craint pas de se soumettre d'une manière continue, durant la belle saison, à l'usage des bains froids du Rhône ; il donne, il rend ainsi plus de force, plus de souplesse aux articulations malades ; les accès ne reviennent plus sur ces points, mais la fluxion s'opère, plus cruelle, sur les organes du bas-ventre, sur le rectum, la vessie et les glandes qui l'accompagnent. Ce premier avertissement ne change pas les habitudes de M. X..... : Après un été durant lequel les bains froids ont été pris régulièrement, il est frappé d'une attaque d'apoplexie qui a laissé une hémiplégie incurable. Dans ma pensée que plus d'une fois j'avais exprimée à notre confrère, pour le détourner d'une pratique qui ne me semblait pas rationnelle, c'est aux bains froids que doivent être rattachés les terribles accidents qui ont eu lieu. J'ai été confirmé dans cette opinion par celle émise devant moi, par plusieurs médecins de notre ville, ayant également connu la marche des faits.

La goutte, qui visite si rarement les paysans, les habitants des campagnes , n'épargne pas , je l'ai rappelé déjà, les ouvriers des villes, à professions sédentaires. Parmi eux , il est un remède qui , depuis quelques années, est considéré comme une panacée universelle : c'est l'eau camphrée ammoniacale, désignée sous le nom d'*eau sédative*.

Cédant à l'entraînement général, le nommé Delay....., âgé de 53 ans, joaillier, goutteux depuis neuf ou dix années, voulut empêcher la main droite, qui, par intervalles, était envahie, d'être affectée plus tard de manière à le gêner dans l'exercice de son métier; il se soumit, soit durant les crises, soit lorsqu'elles étaient tombées, à l'action du topique résolutif, réputé souverain. Tous les accidents locaux s'étaient dissipés à la suite de ce traitement, poursuivi durant quatre mois environ, lorsque le malheureux Delay... fut tout à coup saisi d'une affection de la moelle épinière et de ses enveloppes qui, menaçant ses jours, a laissé une paraplégie avec laquelle il traîne, depuis cinq ans, la plus triste existence.

Comme moyen externe, je ne saurais passer sous silence le liniment dit *anti-rhumatismal, anti-goutteux de Genevoix* : son usage a failli aussi devenir funeste à M. Dev..., un de mes clients, qui lui devait un prompt soulagement dans ses douleurs rhumatismales goutteuses. Il y a trois ans, après des frictions prolongées qui calmèrent le mal extérieur, il fut pris subitement de douleurs de reins, de coliques néphrétiques, auxquelles a succédé une néphrite qui persiste depuis cette époque.

Suivant Roche, Bouillaud, Cruveilhier, et bon nombre

d'autres pathologistes distingués, il existe dans la goutte une surabondance de matériaux nutritifs, de produits plastiques qui, ne pouvant être rejetés par les voies ordinaires d'excrétion, à cause de certaines conditions spéciales, sont transportés par le sang et viennent se déposer au dehors, comme je l'ai exposé plus haut, sur quelques articulations de préférence; là, se forment des concrétions, composées des substances les plus fortement animalisées. On y rencontre, dans des proportions énormes, de l'azote, de l'acide urique, des sels, des carbonates, des urates, des phosphates à base de chaux, de soude, d'ammoniaque; ce sont bien les éléments principaux, sinon uniques, de ces cristallisations qui se rencontrent surtout dans la goutte chronique.

Le docteur Charles Petit, fort de ces études, partant de ces observations, regardées par lui comme l'expression absolue de la vérité, s'est appuyé sur elles pour fonder une méthode de traitement qui, dans son opinion, répondait à toutes les exigences de la maladie. Il a publié, en 1835, son premier mémoire intitulé : *Quelques considérations sur la nature de la goutte et sur son traitement par les eaux de Vichy.* Cet auteur n'est point le premier qui ait proposé, employé les eaux de Vichy dans la goutte ; elles étaient depuis bien longtemps conseillées et administrées ; mais, c'est lui qui les a posées comme *spécifique*, comme guérissant, presque à coup sûr, la maladie. D'après cet écrivain, d'après Barthez (je parle du médecin militaire attaché à l'établissement thermal de Vichy, et non pas du grand professeur de Montpellier), la goutte étant due à la présence, à l'excès de l'acide urique dans le sang, il suffit de saturer l'acide par un alcali, et tout est dit, le mal est détruit. Cette première publication fut suivie d'une seconde plus considérable, sur laquelle un rapport fut demandé et obtenu, en 1840, à l'Académie royale de médecine. Les conclusions des commissaires nommés, Gueneau de Mussy, Delens et Patissier, parurent favorables ; l'Académie elle-même sembla les approuver. Le Dr Prunelle protesta énergiquement : il soutint que les eaux de Vichy, dont il était inspecteur et connaissait parfaitement la portée, ne possédaient pas des vertus curatives, comme l'entendaient ses confrères, n'étaient pas un traitement radical pour la goutte. Cette manière de voir a rallié le plus grand nombre des praticiens : elle s'est produite, de nos jours, au sein même de l'Académie, revenant en quelque sorte sur son jugement antérieur. Le docteur Depaul a combattu devant elle les idées de Petit et de Barthez, en s'exprimant ainsi qu'il suit dans un rapport sur l'action thérapeutique des eaux minérales alcalines : « L'alcalisation des sueurs et des urines est un simple phénomène d'élimination, qui n'a rien de commun avec ce qu'on a appelé, (c'est l'expression de C. Petit), une saturation de l'économie ; car, si cette saturation existait, elle constituerait un véritable empoisonnement incompatible avec la vie. » Dans leur excellent travail sur les eaux minérales alcalines, les docteurs Pétrequin et Socquet avaient émis l'opinion adoptée par M. Depaul, qui ajoute : La dissolution du sang, attribuée par quelques-uns à l'usage des eaux alcalines, est fondée sur des théories purement chimiques, démenties chaque jour par la pratique. Leurs partisans oublient que ces eaux ne renferment pas seulement des carbonates alcalins, mais qu'il entre dans leur composition d'autres principes, du fer, de l'iode, etc., qui doivent jouer un certain rôle dans l'action thérapeutique qui se produit. »

Laissant de côté les théories, le docteur Rilliet a repris, à Vichy même, les observations, les expériences de Charles Petit ; ce qu'il a vu, ce qu'il a appris, l'a rendu moins affirmatif sur les propriétés spécifiques de ces eaux : il est loin de partager la confiance, j'allais dire, les illusions de ce médecin ; il reconnaît une influence souvent très-marquée sur les symptômes, sur la marche de la goutte, mais il n'affirme pas la guérison du mal dans son principe. Le docteur Durand-Fardel, dans plusieurs passages de ses nombreuses et savantes publications sur les eaux de Vichy, se rapproche, en plus d'un point, des idées de Prunelle : il proclame l'action de ces eaux sur l'état pathologique ; il explique les avantages qu'elles peuvent offrir par les changements physiologiques provoqués dans le sang, les fonctions digestives, dans les sécrétions, en un mot, dans toute l'économie ; il constate les bienfaits qui, dès lors, peuvent en résulter pour les malades. Il est médecin trop habile pour ne voir dans les effets obtenus, qu'une simple opération chimique.

Je dois faire remarquer, en passant, que les changements physiologiques, parfois si salutaires, déterminés par des eaux alcalines sur la constitution, et par contre, sur la goutte, s'obtiennent également par les eaux de Contrexeville, de Néris, de Carlsbad, d'Aix-la-Chapelle, etc. ; seulement, les effets généraux varient suivant le degré, suivant la prédominance des nombreux principes consti-tuants de ces sources thermales.

Durant deux saisons que j'ai passé à Vichy, j'ai voulu moi-même, comme le docteur Rilliet, m'éclairer sur une question qui, j'ai trop le droit de le dire, me touchait de près ; j'ai recherché la vérité, en interrogeant un grand nombre de malades, en étudiant l'action des eaux, en examinant leurs effets, sans parti pris, sans esprit de système. Voici les résultats auxquels je suis arrivé.

Les eaux de Vichy agissent incontestablement sur les goutteux, ainsi que sur beaucoup d'autres malades ; elles changent leurs dispositions pathologiques, en modifiant les conditions vitales, l'état du sang et des fonctions diges-tives en particulier ; elles deviennent avantageuses ou redoutables, selon les circonstances dans lesquelles on les administre. Un sujet qui a une disposition goutteuse, hé-réditaire ou acquise, ne doit point renoncer à la modifier par un régime hygiénique ou thérapeutique approprié, rationnel ; mais, ce ne sont point directement les symptô-mes de la maladie que l'on peut, que l'on doit attaquer : c'est la susceptibilité, la prédisposition morbide dans ses causes efficientes, ou dans ses complications habituelles. C'est ainsi qu'on peut prévenir, soulager le mal, sinon le détruire dans son essence.

Je repousse de toutes mes forces l'assertion de C. Petit et de Barthez, prétendant que le traitement alcalin né sau-rait être un traitement perturbateur ; qu'il peut, en conséquence, être employé impunément dans tous les temps, à tous les degrés, dans toutes les périodes de la goutte; qu'il n'agit jamais en la déplaçant, seulement, qu'il abrège les accès sans les faire avorter, qu'il neutralise les effets en dissipant la cause. C'est là ce qui constitue à leurs yeux sa véritable puissance spécifique.

A mon avis, pour que cette médication thermale soit favorable, ou du moins toujours innocente, elle ne doit être tentée que lorsqu'il n'y a pas de crises, que si des lésions, des manifestations extérieures aiguës n'existent pas. Il est opportun de suivre le précepte de Sydenham : ne traiter la goutte que dans l'intervalle des accès; il est indispensable qu'il n'y ait plus de douleurs, qu'il n'existe pas de nodus articulaire, avec gonflement inflammatoire, parce qu'alors ce ne serait plus seulement sur l'organisme en général, mais sur les phénomènes locaux que la médication thermale influerait; elle serait susceptible, dès cet instant, malgré ce que prétendent à cet égard Petit et Barthez, de provoquer la répercussion ou la métastase.

. Ainsi que l'admettait le docteur Prunelle, c'est donc, avant tout, comme médication générale, ou comme moyen de préservation, et non comme moyen palliatif ou curatif, que les eaux de Vichy doivent être mises en usage; leur application est circonscrite. Conseillées dans des conditions plus larges, si elles n'ont pas infailliblement des conséquences mauvaises, (fait que je suis bien éloigné de croire et de soutenir), on peut craindre, toutefois, qu'elles ne deviennent nuisibles et même fatales. Comme on ne saurait d'avance prévoir ces cas malheureux, dans le doute, n'est-il pas très-rationnel de s'abstenir ?

Afin de bien constater que les eaux de Vichy sont dangereuses, administrées malgré les contre-indications que je viens d'établir, j'appuie mon opinion sur des preuves irrécusables.

M. de J... X..., officier de la garde royale, est licencié en 1830, à l'époque de la révolution de juillet ; il rentre dans ses foyers, il a 36 ans. La chasse, souvent dans les marais, les plaisirs de la table, le jeu, l'agitation du monde, sont ses délassements habituels. De violents accès de goutte viennent bientôt le surprendre, (plusieurs membres de sa famille avaient présenté cette affection), mais, la crise passée, le malade retourne à ses errements, ne tenant pas compte des avis de son médecin

Qu'il me soit permis d'intercaler incidemment ici un fait qui m'a frappé chez plusieurs goutteux : par un funeste penchant instinctif, et peut-être par une disposition maladive de l'estomac, ils n'ont d'appétence que pour les mets excitants, que pour les aliments qui leur sont préjudiciables. J'ai vu des sujets en proie aux souffrances les plus cruelles, prendre alors les plus vigoureuses résolutions qui s'évanouissaient avec la douleur : par un besoin impérieux, né probablement de l'habitude, par une force à laquelle ils n'ont plus la puissance ou le courage de résister, ils sont entraînés vers un régime incendiaire, le seul qui puisse satisfaire leurs organes.

C'est en suivant cette pente fatale, que M. de J... X... avait été fréquemment éprouvé par la goutte ; après sept ou huit années, les pieds, les mains même étaient dé-

formés en partie, des concrétions tophacées les avaient
envahis : ce malade était en quelque sorte perclus, lorsqu'en l'absence du médecin ordinaire, du docteur Comar-
mond, je fus appelé auprès de lui.

C'était en 1839, il avait lu l'ouvrage de Charles Petit,
il avait été frappé des cures importantes annoncées dans
ce livre ; pour moi, pénétré déjà des idées dans lesquelles
le temps n'a fait que me confirmer, je m'opposai à son
projet de se rendre à Vichy. Je n'étais pas assez heureux
pour le soulager, on lui promettait une guérison presque
certaine : la séduction était immense, mes conseils furent
dédaignés.

Sous la direction du docteur Petit, un traitement thermal
très-actif fut entrepris ; bains prolongés, tous les jours,
durant un mois ; boissons abondantes, *de dix à quinze
verrées d'eau minérale.* La première année, une amélioration notable se produisit dans les symptômes ; je la
constatai au retour. Deux attaques, très-bénignes compa-
rativement, se produisirent durant l'hiver et au printemps.
Au mois de juillet 1840, la médication première fut reprise
à Vichy, avec plus d'énergie, plus d'opiniâtreté encore que
la saison précédente, dans l'espoir d'arriver à une guérison
radicale. Au milieu d'août, les manifestations extérieures avaient presque disparu ; il ne restait plus que de
la raideur qui devait se dissiper progressivement : le malade retourna à sa campagne dans le Forez ; il était heureux de la transformation obtenue, lorsque, peu de jours
après sa rentrée, se baissant pour ramasser un objet, il
s'affaisse, tombe pour ne plus donner signe de vie.

En 1853, j'eus l'occasion, lors de mon premier séjour à Vichy, d'y voir M. D....., curé des environs de Vierzon : frappé véritablement par la cachexie rhumatismale goutteuse, il était venu, disait-il, chercher non pas la guérison, mais quelque soulagement à ses maux. Après deux mois d'un traitement presque consécutif, les nodosités, le gonflement des tissus, avaient subi une diminution réelle ; la marche était possible, sinon facile, les douleurs moindres. Je prévins l'ecclésiastique qui accompagnait ce malade des dangers d'une telle médecine, de ses conséquences probables.. J'eus le regret d'apprendre que mes craintes s'étaient réalisées : le malade périt subitement dans les premiers jours d'octobre. Le médecin attribua sa mort à la goutte remontée.

Les journaux m'ont appris, à la même époque, la mort foudroyante d'un officier de marine, le capitaine Dum....., dont j'avais également fait la connaissance à Vichy : la goutte, la gravelle le tourmentaient à un haut degré, elles avaient laissé dans l'organisation des traces profondes.

Durant nos longues heures de promenade, je me permis quelques observations dont il ne fut tenù aucun compte : trois semaines après, il avait succombé ! Ces observations, qui sont parvenues à la connaissance du docteur Petit, l'auraient sans aucun doute conduit à modifier ses doctrines, si la mort lui avait laissé le temps de publier une nouvelle édition de se œuvress.

Dans la même saison, j'eus l'honneur de rencontrer, à Vichy, Mgr Rendu, évêque d'Annecy, affecté de la goutte, pour laquelle il faisait, depuis longtemps, de la médecine palliative, cherchant à remédier à des souffrances, qui l'arrêtaient dans son ministère et ses études. Il retira quelque soulagement de l'action des eaux, mais elles n'empêchèrent pas que, l'hiver suivant, un asthme nerveux se déclara; il y a quelques mois, Mgr Rendu a été emporté subitement par une fluxion sur les organes respiratoires; il avait jusque-là persévéré dans l'emploi des anti-goutteux. Ce ne sont donc pas les eaux de Vichy que l'on peut exclusivement accuser, bien que le malade y ait passé plusieurs saisons : je cite cette observation comme une preuve nouvelle du danger de poursuivre indéfiniment la goutte dans ses manifestations externes.

Il est des malades qui supportent le traitement thermal intempestif sans subir de réaction générale fâcheuse, sans qu'il y ait de répercussion interne; (les observations consignées dans les ouvrages qui traitent des eaux de Vichy, ne permettent aucun doute à cet égard); comme aussi il est des goutteux que la médication, même prolongée, n'affecte point, ou n'impressionne que très-faiblement; c'est-à-dire, il est des cas dans lesquels, ni momentanément, ni plus tard, les caractères, les signes extérieurs ne sont pas modifiés d'une manière sensible, bien que l'état général soit soumis aux conditions qui, habituellement, influent sur eux, en même temps que sur l'ensemble de la constitution morbide. Quelques malades font donc exception, ils paraissent réfractaires à la médecine alcaline, si efficace, si active chez le plus grand nombre. Je possède deux exemples qui viennent à l'appui de cette assertion :

L'un m'a été fourni par un vieux militaire, le second par un ancien conducteur de diligences ; chez tous les deux, on rencontrait les désordres extérieurs qu'entraine la goutte chronique, des engorgements articulaires, des concrétions tophacées, etc. ; c'est en vain qu'ils avaient insisté sur l'administration des eaux de Vichy, ils n'avaient pu réussir, malgré leurs tentatives hardies, répétées, à changer, en aucune façon, les lésions extérieures ; l'économie ne se trouvait ici nullement impressionnée dans ses dispositions fonctionnelles ou morbides.

Quelle a été, quelle peut être la cause de cette différence, de cette particularité de physiologie pathologique ? Je crois pouvoir l'attribuer à la prédominance, à l'ancienneté du rhumatisme qui avait précédé la goutte et qui co-existait avec elle. Cette dernière, qui préoccupait si vivement les malades, bien que très-cruelle dans ses manifestations, n'était, en quelque sorte, qu'une complication du rhumatisme ; et les deux maladies, distinctes, quoique marchant ensemble, en augmentant la gravité de la situation, devenues plus opiniâtres l'une par l'autre, semblaient neutraliser, annihiler même, toute l'influence exercée par les moyens employés, comme modificateurs de l'organisme doublement affecté.

Avant que l'on ne demandât aussi fréquemment aux sources minérales des secours contre les symptômes de la goutte, ou contre la goutte elle-même, c'est aux purgatifs que l'on s'adressait de préférence. La doctrine humorale qui, durant plusieurs siècles, a joué un rôle si important en médecine, les avait mis en grande faveur, et

devait naturellement en attendre ses principales ressouces
contre une maladie attribuée à la présence d'un principe
putride qu'il fallait éliminer pour arriver à la guérison.
Ces idées sont loin d'être entièrement abandonnées de nos
jours. Des médecins de bonne foi, et surtout des empiriques intéressés, fondent encore, sur la méthode éva-
cuante, les bases de leur thérapeutique. Plusieurs font un
grand secret, un mystère, des formules purgatives qu'ils
emploient : ce sont ordinairement les drastiques violents
qui sont conseillés sous des formes et suivant des combi-
naisons très-diverses, et toujours avec la prétention, soit
de faire cesser les accidents locaux, soit d'anéantir la cause
productive elle-même. Cette méthode, dans des mains
habiles, appliquée avec opportunité et prudence, peut
offrir, j'en conviens, quelques avantages; mais elle peut
aussi devenir pernicieuse, si on ne tient pas un compte
suffisant des circonstances, des susceptibilités indivi-
duelles qui doivent servir de règle dans son administration : il est inutile de les rappeler ici, après l'exposé
qui précède. Or, il est malheureusement trop vrai que ses
partisans ne s'inquiètent pas des principes, des conséquences ; ils ne voient que le mal et le remède qu'ils
proposent comme moyen curatif; de là, les nombreuses
victimes de cette médication irrationnelle ; là commence
e péril que je signale.

Dans le cours de ma pratique, j'ai vu succomber, entre
autres, deux notables négociants lyonnais, qui avaient
adopté l'habitude de combattre, de guérir des accès de
goutte par le *remède de Leroy* : l'un, M. La....., avait

contracté, sous l'influence répétée de ce drastique, une gastro-entérite avec ulcérations, qui entraîna la mort ; l'autre, M. L. Mi..., offrait une dégénérescence du foie avec hypertrophie, une hydropisie consécutive. Rattachant le développement, l'aggravation des désordres aux doses successives du remède, il a été facile de constater les progrès du mal, en établissant son origine et sa cause immédiate. L'engouement des malades était tel que les conseils de la médecine n'avaient plus d'empire sur leur esprit.

Bien que ces affections aient été chroniques, leur principe a été manifeste ; il est plus évident encore, si c'est possible, dans le fait suivant, où tous les phénomènes observés ont été suraigus :

M. Bret....., âgé de 44 ans, pour se débarrasser de la goutte, faisait usage, depuis plusieurs années, de la teinture de coloquinte, qui arrêtait immédiatement les crises, par la révulsion puissante opérée sur l'appareil gastro-intestinal. En mai, 1854, je fus appelé précipitamment ; le matin, M. B....., souffrant d'un nouvel accès, avait eu l'imprudence de recourir à son purgatif habituel, pris à la même dose ; mais aussitôt, aux effets ordinaires, étaient venus se joindre des phénomènes ataxiques qui amenèrent la mort au bout de neuf heures.

Mais, de tous les palliatifs, de tous les prétendus anti-goutteux, celui qui est aujourd'hui le plus répandu, qui jouit de la plus grande faveur, est le colchique ; ses effets curatifs ne sont assurés ni dans la goutte, ni dans le rhumatisme ; mais il est positif, pour moi, que certains sujets ont trouvé, trouvent en lui, un moyen de soulagement notable et rapide.

Dès la plus haute antiquité, le colchique, l'Hermodacte des Grecs, a été considéré comme un médicament précieux contre l'arthrite, nom sous lequel étaient désignés et réunis le rhumatisme et la goutte. C'est en raison de son énergie que ce médicament est devenu populaire, qu'il mérite, en partie, sa réputation; aux yeux de quelques thérapeutistes, par ses effets, il est révulsif et perturbateur; sans détruire le principe goutteux, il exerce une action efficace sur un des éléments de la maladie, sur la douleur; malgré ses propriétés vénéneuses, il est des auteurs qui le rangent dans la classe des médicaments altérants, c'est-à-dire susceptibles de changer l'état morbide, sans produire des phénomènes appréciables. Pour moi, sans l'admettre comme spécifique, je reconnais qu'il exerce par sa présence dans l'économie une modification réelle dans les qualités du sang.

L'action première, directe, du colchique ou de ses préparations sur l'estomac, est très-irritante ; elle exige une surveillance, des précautions particulières. Je ne parle en ce moment que de l'action immédiate; je laisse à dessein de côté les effets généraux sur la diathèse goutteuse. On voit, cependant, des malades s'y habituer facilement; les organes digestifs semblent le supporter sans fatigue apparente, bien que l'administration de cette substance devienne, pour quelques-uns, presque quotidienne. Est-ce impunément que cet abus peut être prolongé, et sans qu'une influence locale délétère se produise ? Pour ma part, je refuse de le croire ; les deux observations suivantes ne sont point étrangères à ma conviction ; je les donne pour provoquer la publicité de faits semblables, pour éclairer sur un danger qui n'est point assez connu.

M. Bil..., négociant en draperie, obligé par ses affaires à de longs voyages dans le nord de la France, renouvelés plusieurs fois par an, employait avec succès la teinture de colchique pour arrêter des accès de goutte que la fatigue, le séjour prolongé en voiture, l'engorgement des jambes dû à la position, ramenaient constamment. Tous les matins, il avait coutume de prendre une forte cuillerée à café de teinture, sans se préoccuper du dégoût, de l'inappétence, des rapports qu'elle occasionnait.

Progressivement, la digestion devint difficile, douloureuse ; les souffrances augmentaient ou diminuaient, suivant l'ingestion ou la suspension du remède. Lorsque le malade se décida à le cesser entièrement, il était trop tard : à l'inflammation chronique, au ramollissement de la membrane, avaient succédé les signes d'une affection squirrheuse de l'estomac. Cette dégénérescence entraîna la mort, à la suite de longues souffrances.

Ayant la même conduite, M. de L..... m'a présenté les mêmes accidents qui ont suivi une marche à peu près semblable. Il faisait un usage presque journalier de la teinture de colchique contre un rhumatisme goutteux ; il était satisfait de calmer des douleurs intolérables au prix de fatigues bien moindres du côté de l'estomac ; mais, après avoir passé par les phases diverses qui précèdent ou accompagnent les altérations organiques, une affection cancéreuse s'est produite ; elle a été fatale.

Dans les accès de goutte suraiguë, pour agir plus sûrement, plus promptement, des médecins ont joint d'autres remèdes au colchique ou à ses nombreuses préparations ; ce sont en général des purgatifs violents. Le charlatanisme, la spéculation, en France et à l'étranger, ont exploité largement l'ignorance et la crédulité des malades, toujours prêts à se laisser séduire par des promesses mensongères. Les recettes, les formules proposées abondent ; qu'il suffise de nommer les plus fameuses : le sirop de Boubée, dont le gaiac et les drastiques constituent la base fondamentale ; les gouttes de Reynolds (colchique macéré dans le vin d'Espagne, aromatisé avec le rhum, coloré avec le sirop de coquelicots). les pilules de Lartigue, le vin d'Anduran, dont le colchique est l'élément principal ; enfin, la liqueur, les pilules de Laville, etc... Ce sont probablement les mêmes moyens ou d'autres analogues, combinés dans des proportions différentes, soit entre eux, soit avec des narcotiques, qui forment toutes les panacées dont j'omets à dessein la longue nomenclature. Ces prescriptions ont réussi fréquemment, réussissent en ce sens qu'elles sont capables de diminuer, de calmer les douleurs et les accès. Leurs vertus actives ne permettent pas de les donner avec persistance, d'une manière suivie, comme les préparations ordinaires de colchique simple. Ce n'est que, par intervalles éloignés, dans les instants de crises, qu'on tente leur emploi ; et cette mesure intempestive, au lieu d'empêcher les revers, les catastrophes, devient forcément leur source principale, sinon unique : les dangers naissent non seulement de la nature des remèdes, mais surtout des conditions malheureuses dans lesquelles ils sont conseillés. Les faits pouvant servir de justification à mes paroles, abondent dans la science ; qu'on me permette, dans l'embarras du choix, de ne rapporter que ceux dont j'ai été personnellement témoin.

La plupart des médecins lyonnais ont connu mon ancien camarade le docteur P..., dont l'existence a été tourmentée par une goutte implacable : dans l'impossibilité de se livrer à ses travaux professionnels, il ne craignait pas de demander aux palliatifs spéciaux quelques moments de trève pour ses souffrances ; il voulait arrêter les infirmités que l'engorgement, les nodosités articulaires déterminaient, il avait trouvé, disait-il, dans le vin de d'Anduran, un secours précieux, il le préférait à tout autre moyen ; son efficacité pour le soulager, pour arrêter les progrès du mal extérieur était constante. Saisi d'un nouvel accès, il essaie de le faire avorter, il réussit, mais il succombe, en quelques heures, à des accidents cholériformes, terribles symptômes de la goutte viscérale. En 1853, j'ai failli moi-même être victime d'un accident dû à une médication analogue : tourmenté par l'indomptable goutte, la mère des douleurs, suivant l'expression énergique de Lucien, à bout de courage pour lutter, je prie mes collègues et amis Brachet et Pétrequin, de me permettre l'essai d'un palliatif ; je prends quelques pilules de Lartigue ; quatre heures après leur ingestion, les douleurs atroces des membres ont cessé ; mais, en même temps, les désordres les plus inquiétants pour ceux qui m'entourent, se produisent du côté du tube digestif ; souffrances extrêmes, vomissements, tranchées, superpurgations, diarrhée séreuse incessante, avec ténesmes, défaillance, etc... Les évacuations persistent durant près de vingt-quatre heures, malgré l'active médication dirigée par mes confrères ; les selles semblent avoir un caractère spécial, les phénomènes inflammatoires ne sont pas très-marqués, ne jouent point le principal rôle dans la perturbation fonctionnelle qui a lieu. Durant cinq semaines, les forces digestives sont, en quelque sorte, suspendues ; il reste un état d'atonie, de faiblesse comme à la suite de fièvres graves. C'est alors que les eaux minérales de Vichy me sont ordonnées comme moyen réparateur, pour aider à la réaction, pour stimuler légèrement les organes digestifs, les rappeler à leurs conditions normales : le docteur Prunelle qui admettait l'administration des eaux dans ces cas, voulut bien être lui-même mon guide, et m'assister de ses conseils. On comprendra, après une expérience si cruellement achetée, que je m'élève, de toute ma faible autorité, contre des moyens qui peuvent avoir des conséquences pareilles, que je veuille prémunir les malades et les médecins contre des chances aussi redoutables.

Depuis quelques années, la médication anti-goutte use la plus répandue est celle de Laville : je comprends, pour ma part, la vogue dont elle jouit ; j'ai été maintefois, témoin de ses effets prodigieux : la liqueur et les pilules sont susceptibles d'arrêter, de prévenir l'accès, lorsque les signes précurseurs, que devinent si bien les goutteux, l'annoncent. Elles peuvent faire tomber, presque subitement, les crises, même à leur apogée : il faut avoir subi les rudes épreuves de la maladie pour comprendre le bonheur du goutteux qui passe, presque sans transition, des étreintes, des angoisses les plus pénétrantes, à un bien-être presque parfait, à une détente complète.

Ce qui accroît la confiance des malades qui ne s'inquiètent que du présent, c'est que cette médecine empyrique peut être tolérée, est tolérée par le plus grand nombre, durant un temps plus ou moins long, sans provoquer des accidents appréciables : tous pensent, dès lors, pouvoir en user impunément : ils regardent comme exagérés, chimériques, les avertissements que leur donne la prudence la plus désintéressée.

La véritable médecine n'en doit pas moins repousser cette méthode pernicieuse : si elle soulage, elle ne guérit jamais ; elle peut dissiper le symptôme, mais, elle ne détruit pas le principe : il faut bien distinguer, je ne saurais trop le répéter, la goutte, de ses manifestations ; il y a là deux éléments différents, sous la dépendance l'un de l'autre : le principe essentiel persiste, reste vivace, bien que les signes extérieurs tombent ; leur disparition est d'autant plus à craindre qu'elle a été plus subite, que les dispositions générales de l'économie n'ont pas eu le temps d'être modifiées ; les causes efficientes comprimées, mais non pas détruites, acquièrent une puissance plus grande qui ne faisant plus explosion au dehors, menace les organes essentiels à la vie.

Ce qui augmente les dangers de cette thérapeutique contre laquelle je m'élève, c'est que, presque toujours, ce sont les malades eux—mêmes qui n'hésitent pas à se traiter à leur gré ; ils décident de l'opportunité, de la dose, de la mesure de la mé lication. Pleins d'assurance, mais d'autre part, d'une ignorance profonde touchant les lois de la nature, ils ne sont arrêtés par aucune considération, par aucun obstacle ; ils sont incapables d'apprécier les motifs, des contr'indications qui doivent servir de règle au médecin dans sa conduite. Dans sa dernière brochure, le docteur Laville établit que ce n'est point au colchique que son remède doit ses propriétés thérapeutiques ; je ne discute pas, en ce moment, sur les formules, je ne me suis imposé que la mission de rendre évidents leurs dangers dans ces circonstances. C'est toujours à l'observation rigoureuse des faits que je demande mes preuves.

Un de mes amis, M. Ch. Bx. âgé de 42 ans, d'une forte constitution, était heureux de se délivrer instantanément de la goutte, dont ses habitudes rendaient les accès fréquents : aucune objection n'avait d'influence sur son esprit. En 1856, sous l'empire de chagrins sérieux, de veilles prolongées, un accès se déclare, il recourt aussitôt à son spécifique favori, à la liqueur de Laville ; la crise est supprimée, mais, immédiatement, le malade est pris d'accidents cérébraux très-alarmants, il tombe dans une torpeur, un état comateux dont il est très-difficile de le tirer ; la congestion capillaire des méninges, quelques uns des signes de la compression cérébrale, l'insensibilité se manifestent ; pendant plus de vingt-cinq jours, le docteur Candy et moi qui visitions le malade, nous éprouvâmes les craintes les plus sérieuses. Les accidents ne cédèrent que lentement, à l'emploi des révulsifs les plus violents portés sur les membres inférieurs, où ils finirent par rappeler la goutte.

Dans ce moment même, je donne des soins à M. Ch...., négociant de notre ville ; cet homme fort et vigoureux, âgé de 58 ans, après avoir tenté un grand nombre de palliatifs, avait eu la bonne fortune, me répétait-il souvent, de rencontrer la liqueur de Laville, qui le soulageait d'une manière infaillible. Au mois d'octobre dernier, à la suite d'un accès arrêté par le remède, il a été pris, tout à coup, d'accidents apoplectiques, qui ont amené la paralysie des membres, et une abolition notable des facultés ; il y a eu, à mon avis, plusieurs petits foyers d'épanchement qui ont aissé des désordres dont la guérison n'est plus possible, et qui même, me font redouter une terminaison funeste et prochaine.

Durant plusieurs années, j'ai assisté comme médecin, M. D...., agent de change, atteint de la goutte ; le remède de Laville lui ayant été indiqué comme souverain, il l'a employé pour se guérir instantanément ; les premiers essais, les prompts résultats, obtenus si facilement l'ont séduit; pour moi, craignant les suites d'une telle médecine, j'en ai décliné la responsabilité. J'ai su depuis, qu'à diverses époques, les phénomènes de la gastro-entérite la plus intense, accompagnés de désordres spéciaux, caractérisant la rétrocession goutteuse, s'étaient montrés : toujours, ils avaient succédé à l'emploi du moyen que je repousse, et contre lequel, ici, le docteur Colrat aussi bien que moi, s'était inutilement élevé par ses paroles les plus persuasives.

Un dernier exemple qui prouve que le remède de Laville ne guérissant point la goutte, est susceptible de la refouler sur les organes profonds, est celui de M. G... négociant en soieries, qui, notablement soulagé dans les crises extérieures par l'administration de la liqueur, a éprouvé aussitôt des souffrances atroces dans la région néphrétique ; la gravelle, la goutte du rein, suivant l'heureuse expression de Rayer, a pris un développement considérable, a succédé aux accès sur les membres.

Durant sept années, m'avouait, il y a peu de jours, M. X..., j'ai pu brider la goutte héréditaire qui me travaille, par la liqueur de Laville. J'ai dû renoncer à ce moyen qui déterminait des douleurs de tête intolérables, des étourdissements, suite d'une congestion violente, qui sont venus, à mon grand regret, me convaincre que cette médication n'était pas aussi innocente que l'expérience de plusieurs années me l'avait fait croire.

Je pourrais signaler encore trois cas venus à ma connaissance dans lesquels le remède de Laville a déterminé des désordres subits, métatastiques que les malades ont été les premiers à reconnaître, pour lesquels ils ont réclamé les secours de la médecine rationnelle. Et, cependant, deux d'entre eux n'en sont pas moins restés chauds partisans d'une méthode, qui les a soulagés plus d'une fois, il est vrai, mais dont ils ont ensuite failli être victimes.

Seront-ils toujours aussi heureux, résisteront-ils plus tard aux effets de l'empyrisme auquel ils n'ont pas renoncé ?... La crainte qu'inspire la douleur, la nature exceptionnelle des souffrances de la goutte peuvent seules donner la raison de cette conduite inconséquente. Un danger lointain ou dont on ne se rend pas compte, semble devoir ne jamais nous atteindre , n'être point fait pour nous.

Il est fâcheux sans doute, pour la médecine rationnelle, d'être obligée de confesser qu'elle est, non pas désarmée, mais bien souvent insuffisante en face des paroxysmes de la goutte aiguë, puisqu'elle ne possède pas de moyen radical à lui opposer.

Mais, les regrets sont moins vifs, si on examine au prix de quelles chances, de quels périls ceux qui administrent au hasard les palliatifs, achètent des succès passagers, qu'ils ne sont point assurés de ne pas voir se convertir en sinistres.

Bien que les phénomènes de répercussion, dans ces cas, ne soient pas constants, bien que l'immunité puisse, dans le début, sembler acquise au plus grand nombre des goutteux qui bravent le danger, cette considération ne saurait servir de prétexte au véritable médecin pour abandonner la ligne tracée par la prudence, pour lui permettre de jouer avec la vie des malades qui réclament ses soins.

Tous les prétendus spécifiques ne sont que de redoutables agents perturbateurs, lorsqu'ils sont employés durant les crises, indistinctement dans toutes les circonstances, de la même manière, sans traitement et surtout sans régime préparatoires : à cette période, s'ils peuvent soulager, s'ils calment les douleurs, ce n'est qu'en contrariant la marche naturelle de la maladie, qui paraît céder, qui cède dans quelques-uns de ses symptômes ; l'amélioration n'est qu'apparente , que momentanée ; la maladie persiste , attend l'occasion souvent prochaine , sinon immédiate , fournie par la cause la plus légère, pour faire explosion, pour se ranimer sous une forme plus ou moins franche, avec des phénomènes plus ou moins terribles. Supprimant tout à coup une élimination salutaire commencée, ces remèdes pernicieux préparent ou déterminent, (on ne saurait trop revenir sur ce point), les manifestations internes, parce que le principe du mal n'est ni attaqué ni atteint par une médication active, mais qui n'est que passagère : il serait incontestablement préférable de s'abstenir suivant l'aphorisme du maître qui a dit : *Ignoto morbo remedia ne adhibeas.*

On lit dans Hippocrate, (*de Humoribus*, Sect. II), l'observation suivante que je rappelle aux médecins, elle semble surtout applicable à la goutte : « Il est des maladies incurables, il en est d'autres dont il est convenable de ne pas tenter la brusque guérison, car, on s'exposerait à déterminer le transport de la matière morbifique sur des parties qui seraient profondément compromises. »

Sydenham (*Tractat. de podagrâ*), soutient que la guérison de la goutte est encore comme la vérité, renfermée dans le puits de Démocrite ; elle a été bien près d'en sortir si, comme le prétend De Lapasse, d'après des autorités dignes de foi, un véritable spécifique a été trouvé, dont la formule a été perdue presque aussitôt par un concours de circonstances malheureuses indiquées dans l'*Essai sur la conservation de la vie.*

Au lieu de se contenter de la médecine momentanée des symptômes, le praticien éclairé et consciencieux élèvera ses vues plus haut, il donnera la préférence à la méthode prophylactique, à une diététique bien dirigée, à une hygiène qui puisse garantir les malades, éloigner les crises ; si elles éclatent malgré ses efforts, le médecin, pour modérer leur intensité, n'oubliera pas les leçons données par l'expérience, les lois qu'impose la nature aussi bien que la marche de la maladie.

Pour tempérer les souffrances au moment de l'accès, pour combattre l'inflammation, les accidents complexes qui caractérisent la goutte ou qui l'accompagnent, il est, outre les précautions générales, des moyens simples que la prudence la plus craintive ne rejette pas, et dont l'application habile n'est pas sans efficacité. Je passe donc à la recherche, à l'étude des mesures, des ressources dont la médecine rationnelle est non seulement en droit de disposer, mais encore dans l'obligation de faire usage.

Si le germe de la goutte est caché pour nous, nous connaissons, nous avons indiqué quelques-unes de ses causes objectives les plus importantes, l'influence qu'elles exercent, les changements qu'elles provoquent dans les conditions normales de l'organisme. C'est à la physiologie, c'est aux sciences naturelles appliquées, à la physique, à la chimie expérimentale, que nous sommes, en grande partie, redevables de ces précieuses lumières ; elles permettent actuellement de donner comme préceptes, de poser comme règle de conduite, des faits dont la simple observation avait bien signalé la valeur, mais dont les anciens médecins ne pouvaient pas rigoureusement se rendre compte ; ils laissaient dans l'esprit une grande incertitude, permettaient sur la maladie, sur son traitement, les croyances, les doctrines les plus dissemblables.

Tout en faisant une large part aux mystères de la vie, que nous sommes loin d'avoir pénétré dans leur ensemble, il faut bien admettre que les lois vitales peuvent être, sinon changées, du moins modifiées, troublées par des éléments étrangers, contre lesquels il doit être permis à l'art de réagir, pour ramener les organes et les fonctions à leur régularité physiologique.

La goutte est une maladie générale, mais non point essentielle : il est positif aujourd'hui que sa cause efficiente est l'accumulation de l'acide urique dans l'économie, dans le sang. On sait que la production anormale de cet acide est due au défaut ou mieux à l'imperfection de l'oxidation des substances alimentaires, à la manière insuffisante, incomplète, dont les résidus des matériaux qui ont servi à la nutrition, sont éliminés. Ce n'est ni le temps ni le lieu de rechercher, de développer les preuves de cette assertion ; son exactitude, sa vérité sont établies par les remarquables travaux des savants, des expérimentateurs modernes : je me contenterai de noter que deux des actes les plus indispensables pour que l'équilibre ne soit pas rompu dans les fonctions vitales, ne s'accomplissant pas avec régularité, divers phénomènes morbides surgissent infailliblement, la goutte en premier lieu, puisque sa cause matérielle est l'altération du sang par une proportion exagérée d'acide urique. « J'ai été, comme malgré moi, a écrit

le professeur Cruveilhier, entraîné par l'anatomie pathologique, à la même opinion que Sydenham, je regarde l'urate
comme le principe matériel de la goutte.

De la connaissance positive, de la juste appréciation de
ces désordres incontestables découle le traitement préventif
qui doit être exposé. Deux indications principales se pré-
sentent ici : prévenir la formation de l'acide urique en excès,
activer son expulsion au dehors par les voies naturelles.

Je suis dans l'obligation de revenir, de m'étendre sur
des considérations, sur des observations physiologiques
qui feront comprendre l'importance, la nécessité pratiques d'une bonne hygiène, dont les conditions sociales,
les habitudes professionnelles, nos goûts, nos passions
nous éloignent trop fréquemment. Pour être juste, qu'on
cesse de reprocher à la médecine, dont on n'écoute point
la voix, la prétendue incurabilité d'une maladie que nous
entretenons nous-mêmes.

La prédominance des produits plastiques, de l'acide urique en particulier, dans le sang, est différente suivant les
sexes. Ce fait est démontré par les belles études d'héma-
tologie, par les analyses du professeur Lecanu. Les travaux
de ce chimiste ont établi que le sang de la femme contient
plus d'albumine et d'eau, est bien moins riche en principes
solides que celui de l'homme. Cette manière d'être explique pourquoi la goutte et la gravelle sont plus rares chez
la femme que chez l'homme, dont les habitudes, le régime
plus excitant, les excès de toute nature viennent fréquemment encore accroître, pervertir les dispositions physiologiques au lieu de les maintenir dans les limites naturelles.

Pour que l'état pathologique ne se produise pas , il faut que l'effort de réparation dans l'économie s'accomplisse en proportion exacte de l'acte éliminatoire. Si la goutte s'est révélée déjà par des crises, ou seulement, si elle est à redouter soit par hérédité, soit par d'autres circonstances spéciales, il convient, avant tout, pour la combattre, d'emprunter les premières armes aux moyens hygiéniques : mais, comme le remarque avec justesse Michel Lévy, « en hygiène, il ne faut pas espérer beaucoup d'une influence isolée, l'hygiène vaut surtout par la réunion d'un certain nombre d'influences convergeant à un même but. L'art de préserver c'est l'art de compenser. » Son action est incontestable quoique très-lente dans ses résultats.

Si on ne peut espérer de changer entièrement la constitution, il est possible, par une alimentation bien réglée, d'arriver à corriger la mauvaise proportion ou le vice des éléments composant l'individu. Suivant les paroles du professeur Royer-Collard : « On peut s'emparer du mouvement nutritif, le diriger vers un but déterminé. »

C'est d'après ces principes que les médecins méthodistes, après avoir saigné et purgé pour modifier l'état du sang, prétendaient pouvoir renouveler ses qualités par une bonne nourriture, et transformer ainsi l'état constitutionnel.

Quoi qu'il en soit, dans la question qui nous occupe, le régime joue, doit jouer un rôle très-important. Les substances végétales et animales destinées à régénérer la partie solide du sang, sont loin d'offrir les mêmes propriétés, leur action ne saurait donc être semblable ni sur le tube digestif, qui est chargé de les élaborer, d'en tirer les matières qui doivent servir à la composition des tissus, ni sur l'ensemble de l'économie. Si on ne peut accepter comme exacte la proposition de Dumas, prétendant que le rôle de nos organes n'est que de séparer des aliments les principes qu'ils contiennent, il faut admettre ses expériences établissant que la quantité d'azote que renferme la nourriture ingérée, donne son équivalent sous le rapport de l'assimilation, la matière azotée étant la matière essentiellement assimilable. C'est elle qui fournit aussi les aliments plastiques par excellence : la remarque est de Liebig ; ces faits trouvent ici leur application immédiate. On comprend comment les viandes noires, la bonne chère, un régime tonique, succulent, provoquent la goutte : sous leur influence, les éléments azotés, ceux qui ont le moins d'affinité pour l'oxigène, se forment en excès ; portés dans le sang, ils le chargent de principes incomplètement oxigénés, peu solubles, par conséquent difficiles à expulser.

Pour parer à ces désordres, je ne répéterai pas en détail les conseils qui ont été donnés ; ils se trouvent dans tous les traités spéciaux, ils sont exposés avec autant de sagesse que de charme dans le livre de Réveillé-Parise ; (*Le Guide des goutteux et des rhumatisants*, Paris, (1847).

La quantité aussi bien que la qualité doivent être surveillées avec soin, pour ne pas ingérer des aliments trop copieux ou une nourriture trop stimulante, parce que, dans l'un comme dans l'autre cas, le travail réparateur peut être exagéré, provoquer l'état pathologique.

Sydenham attribuait surtout la goutte aux boissons alcooliques ; ce n'est pas l'opinion des modernes qui pensent qu'elles n'agissent que d'une manière indirecte ; en effet, elles ne contiennent pas de substances azotées, elles sont impropres à la nutrition : Magendie pensait qu'elles agissent dans la production de la goutte et de la gravelle par la réduction qu'elles opèrent dans les principes aqueux soit du sang, soit des urines, en vertu de l'excitation, de la perturbation même du système nerveux.

Nos habitudes sociales entraînent des besoins devenus, pour un grand nombre, une nécessité : l'accomplissement régulier des fonctions demande souvent une excitation artificielle. L'abus des alcooliques est toujours pernicieux, l'usage modéré du vin peut être utile : il était, dans la diathèse goutteuse, expressément défendu par les anciens ; je crois que coupé avec une notable quantité d'eau, il doit être permis. Scudamore accordait au goutteux la valeur de trois verrées à chaque repas. Cette latitude peut satisfaire, à mon avis, les malades les plus exigeants, et ne saurait être prise à la lettre, sans danger. Il est des auteurs (Liger d'Auxerre entre autres, dans son traité de la goutte),(1753), qui non-seulement nient les mauvais effets dont on accuse le vin, mais qui l'ont proposé comme moyen thérapeutique. Cette assertion très-hasardée s'appuie sur l'observation suivante : la maladie est plus répandue, plus générale dans les pays où l'on ne boit presque pas de vin, où on le remplace par la bière, comme en Angleterre, en Hollande, dans les pays du Nord.

La plupart de ceux qui ont posé une règle absolue, qui

ont repoussé le vin et la bière, ont enveloppé dans la même défense et le café et le thé. « Mais, a dit un médecin anglais, excellent juge en pareille circonstance, ce n'est ici que l'excès qui peut être préjudiciable ; il y a plus de foi que de vérité dans la grande puissance qu'on leur accorde. » Bien qu'on rencontre dans ces deux boissons, avec le délicieux arôme qui les fait rechercher, un principe azoté, bien que le docteur Donné ait soutenu qu'elles déterminent une abondante formation d'acide urique qui est révélée promptement par de petits cristaux qui se déposent dans les urines, je n'admets point cette proscription, après avoir maintefois répété l'expérience ; je suis plutôt disposé à croire que les dépôts dont il parle, sont la conséquence d'un travail actif d'élimination, occasionné par le thé et le café eux-mêmes. Je me range donc parmi les observateurs, tels que Réveillé-Parise, Patissier, Trousseau, Galtier-Boissière, qui les considèrent plutôt comme avantageux par l'abondance des principes aqueux qu'ils introduisent dans l'économie, par l'activité qu'ils donnent à la sécrétion urinaire, à la perspiration cutanée.

De même, ceux qui accusent la bière d'être une cause de fréquence de la goutte dans certaines contrées, ne se sont pas assez préoccupé d'une foule de conditions étrangères qui ont sûrement une influence plus directe, un effet bien plus prononcé.

Il est incontestable que l'eau de bonne qualité, si l'estomac des goutteux peut la tolérer sans fatigue, si elle est suffisante pour aider à une digestion s'accomplissant sans effort, il est incontestable, dis-je, que l'eau est la boisson la plus convenable. Elle étend, elle augmente la masse générale des liquides et du sang, sans y porter de principes morbifiques, ou irritants, elle facilite la division des substances plastiques, elle amoindrit, elle appaise l'excitabilité du système nerveux, provoquant en même temps par sa présence les diverses sécrétious, excrétions dépuratives, par les muqueuses, la peau et les reins. Malheureusement, presque toujours les fonctions digestives des goutteux réclament, pour s'exécuter sans peine, sans embarras, des éléments qui augmentent leur tonicité, surtout lorsqu'elles doivent s'exercer sur des aliments choisis déja parmi ceux qui sont privés des principes stimulants dont les inconvénients sont connus.

La goutte n'épargne pas, j'en ai cité des exemples, des sujets dont le régime nutritif est une longue suite de privations, qui ne mangent que très-rarement de la viande, qui s'abstiennent de boire toute espèce de liquides fermentés : quelle est donc chez eux la source du mal, quelles sont les indications pour le prévenir ou pour l'arrêter? Dans ces cas, on peut toujours découvrir la cause, quel que soit le système alimentaire, dans le défaut, dans l'insuffisance des excrétions, dans l'absence d'une élimination établissant l'équilibre entre la réparation et la déperdition régulière, qui, dans l'ordre physiologique, est indispensable à la santé. « Les excrétions, dit le professeur Lévy, représentent par leur ensemble, un vaste appareil de dépuration du sang ; en effet, elles le débarrassent des matériaux hétérogènes, elles assurent l'identité du fluide nourricier, elles sont destinées à recevoir et à rejeter le détritus de la vie ; » si ce mouvement n'a pas lieu, ou bien est trop faible, la qualité des produits réparateurs est altérée, puisqu'ils retiennent des éléments impurs, qui, suivant les lois naturelles, ne devraient plus leur appartenir. L'acide urique étant un des corps les plus solides, les plus insolubles du moins, est aussi un de ceux dont l'expulsion est le plus difficile ; cette expulsion peut même cesser de se produire d'une manière normale ; l'acide s'accumule dès lors dans le sang, jusqu'à ce qu'il donne lieu, après un temps plus ou moins long, à un accès de goutte ; les surfaces articulaires deviennent le siége de cette matière, mais, comme on le voit, la source première est ailleurs.

Pour s'opposer à l'affaiblissement, à la diminution dans l'activité des excrétions, la pathologie aussi bien que l'hygiène nous apprennent que le mouvement, que l'exercice, sont les conditions fonctionnelles les plus indispensables. C'est le repos prolongé qui est la cause principale, sinon unique, de ce désordre physiologique.

J'ai vu un malade qui, durant trois mois de l'hiver, en 1845, maintenu dans une immobilité complète, nécessitée par une fracture grave, comminutive, de la cuisse, fut pris, après ce temps, d'une violente crise de goutte, lorsque le docteur Gensoul et moi, nous allions mettre moins de sévérité dans le régime rigoureux qui avait été imposé jusque-là.

Les professions sédentaires, qui troublent, suspendent les fonctions dépuratives, sont une cause fréquente de la goutte, parce que les produits sont en rapport avec la direction imprimée à la vie, autant et plus qu'avec le fond de l'organisme. Si , dans les villes, des éléments complexes opposent mille entraves au développement, au jeu régulier des organes, si le système musculaire, dans son ensemble ou dans ses parties, est laissé inerte, si forcément, dans un milieu souvent impur , les fonctions de la peau et des organes respiratoires, ne s'accomplissent qu'imparfaitement, s'allanguissent, il importe de les exciter, de les réveiller pour contrebalancer les influences funestes d'une telle situation, dont sont victimes les hommes de cabinet, les commis aux écritures, les ouvriers bijoutiers, tailleurs, cordonniers, etc... L'équitation, la promenade rapide à l'air libre, les courses, les mouvements forcés, les frictions, le massage, l'action de monter et de descendre, de faire des armes, de scier du bois, de porter des fardeaux, deviennent très-favorables pour arriver aux résultats désirés.

> .... Goutte bien tracassée
> Est, dit-on, à demi pansée ;

a écrit Lafontaine dans sa charmante fable : *La Goutte et l'Araignée.*

Durant la première révolution, des grands seigneurs émigrés qui avaient porté en Angleterre, la goutte et ses douleurs, ne se sont-ils pas guéris, lorsque contraints pour vivre, de se créer une occupation, ils ont repris les exercices de leur jeunesse , qu'ils avaient abandonné depuis longtemps, pour enseigner aux jeunes lords, certains arts d'agrément, l'escrime, la danse, le jeu de paume, la gymnastique, etc... ?

Le docteur Hufeland, dans sa *Macrobiotique*, accuse notre négligence à entretenir les fonctions de la peau, d'engendrer la goutte et plusieurs autres maladies.

En même temps que le défaut de mouvement diminue le travail d'élimination, il affecte également les fonctions du ventre ; la digestion devient plus lente, plus difficile, les embarras gastriques sont fréquents, la dyspepsie et ses phénomènes très-divers se manifestent. C'est là, sans doute, la raison qui a porté un grand nombre de médecins à placer dans les voies digestives, le principe, le siége de la goutte. L'état pathologique presque habituel de ces organes, est une des causes pour lesquelles la goutte rétrocédée porte de préférence ses ravages sur les viscères abdominaux ; cette disposition des intestins est une raison de causalité, elle explique la plus grande fréquence des répercussions sur le système digestif.

Le poumon est aussi une des voies par lesquelles s'opère l'élimination des résidus organiques ; sans aborder la question des rapports existant entre la digestion des matières azotées et la respiration, je rappellerai pour mémoire, que les substances azotées étant celles qui se combinent le plus difficilement avec l'oxygène, qui ont le moins d'affinité pour lui, la quantité d'acide urique qui reste dans l'économie, s'accroît, si la fonction respiratoire ne s'opère pas librement ; si, comme il arrive dans les circonstances dont il est parlé, il y a des obstacles de plus d'un genre à son parfait exercice. Un savant professeur allemand, le

Dr Wiederhold, par des recherches microscopiques aussi bien que par les réactifs chimiques, a reconnu, dans ses patientes expériences, la présence de l'acide urique, de l'urate de soude et d'ammoniaque dans les résidus de la respiration ; la quantité des principes excrétés augmente, écrit-il, en raison directe de la puissance respiratoire.

D'un autre côté, un de nos compatriotes, M. le docteur Favre, aujourd'hui professeur à la Faculté des sciences de Marseille, a constaté, dans la sueur d'un goutteux, l'existence d'un acide particulier, qu'il nomme l'acide sudorique ; sa composition est analogue à celle de l'acide urique. Les indications qui ressortent de l'observation de ces faits, n'exigent pas de longs développements ; il est facile de juger et de conclure.

Il est inutile de dire qu'il n'est pas besoin d'expériences bien délicates pour démontrer la présence, l'excès de l'acide urique existant dans les urines des goutteux ; lorsque l'oxidation des matériaux est parfaite (ce qui n'existe pas chez eux, loin de là), c'est l'urée qui prédomine ; l'urée, selon un chimiste célèbre, le dernier terme des transformations que l'oxygène fait éprouver aux substances plastiques.

Chossat (*Séméiotique des urines*), a constaté que les urines du matin sont dépuratrices ; provenant du mouvement intime molléculaire, qui s'est opéré durant le repos, durant le sommeil de la nuit, elles sont beaucoup plus acides, plus chargées d'urates que les urines de la digestion, qui sont rendues peu de temps après le repas.

Nos diverses fonctions sont intimement liées entre elles ; réagissant les unes sur les autres, elles sont modifiées par les conditions du système nerveux. On ne sera donc pas surpris de la puissance que les médecins accordent dans la production de la goutte, ou dans le retour de ses accès, aux passions violentes, aux affections morales tristes, aux travaux intellectuels poursuivis sans ménagements, aux veilles prolongées, aux insomnies : ce ne sont là, je le reconnais, que des causes adjuvantes, mais leur influence est si marquée, qu'il est impossible de les passer sous silence.

Ces causes qui, en dehors même des circonstances dans lesquelles elles se montrent, portent spécialement leur effet sur l'appareil de l'innervation, qui est affaibli ou surexcité, modifient les conditions du sang, cet aliment de tous les tissus, contrarient ou empêchent son oxidation normale.

Le traitement prophylatique de la goutte se résume par la formule suivante :

« Régler nos organes et nos facultés de telle manière, que leurs fonctions s'exécutent suivant les lois physiologiques, et s'harmonisent entre elles dans les divers actes de la vie. »

S'il y a surabondance de matériaux nutritifs, altération dans les principes constituants du sang, il faut, on l'a répété, dépenser la plus grande masse possible de ces matériaux, en tarir la source, empêcher leur reproduction; pour y parvenir, on doit activer toutes les sécrétions par les moyens qu'une bonne hygiène met en notre pouvoir, en même temps que par un régime alimentaire approprié et sagement combiné, on s'efforce de s'opposer à la genèse des principes morbides, à la formation de l'acide urique en excès. Sobriété, activité, donnent la solution du problème prophylactique.

C'est une rude tâche que d'entreprendre une telle œuvre : cependant, elle est praticable, elle n'est point au-dessus de la puissance du médecin, surtout s'il rencontre, dans le malade, un homme intelligent, à volonté ferme et à confiance bien résolue, qui admette un traitement prolongé, une diététique sage pour s'opposer aux accidents qui sont prévus. Une foule de considérations doivent entrer en ligne de compte, lorsque l'on cherche à rectifier, par le régime, des tendances vicieuses ; ainsi, chez les individus nés de parents goutteux, il faut redoubler de surveillance et de sévérité, pour conjurer l'invasion du mal héréditaire ; l'état constitutionnel doit fixer l'attention, surtout avant l'âge où la maladie semble ordinairement se développer. Les ménagements, les transitions sont nécessaires pour ne pas supprimer brusquement des habitudes prises, pour ne pas s'exposer à un danger plus grand peut-être, en affaiblissant, en épuisant l'organisme que l'on ne voulait que corriger. Broussais, dans l'*Examen des doctrines médicales*, faisait appel à cette méthode, afin d'éloigner et même de supprimer la reproduction des crises. Mise en pratique par des médecins circonspects, elle a réussi, elle réussit tous les jours ; je crois lui devoir quelques succès, en avoir tiré de très-grands avantages. C'est elle qui a protégé le docteur Galtier-Boissière, prédisposé à la diathèse goutteuse par hérédité et par tempérament : dans l'espace d'un an, il avait subi deux attaques ; elle a contribué à le préserver presque entièrement depuis plus de treize années consécutives.

« Je préfère dire préservé plutôt que guéri, explique l'auteur, en commençant sa remarquable monographie, parce qu'à diverses reprises, j'ai été averti que je ne pourrais pas, sans inconvénient, négliger de mettre en pratique journalière les règles diététiques et somascétiques recommandées déjà dans les livres d'Hippocrate, et que ma conformation m'impose particulièrement. »

J'étais parvenu moi-même par les mêmes procédés, depuis le violent accès de 1853 dont les conséquences me conduisirent à Vichy, à empêcher toute crise sérieuse, lorsque cette année, un rhumatisme articulaire aigu, suite d'un refroidissement, a réveillé la diathèse goutteuse, et m'a cruellement prouvé que si, par une série de précautions, par quelques remèdes, j'étais parvenu à endormir pendant sept années, ce terrible ennemi, je ne l'avais pas encore vaincu. Mais, je dois faire observer aussi que les diverses exigences du monde, que les habitudes, les fatigues professionnelles, m'ont entraîné, plus souvent que je ne l'aurais dû, en dehors des principes, des règles qui doivent présider à la conduite des goutteux.

Dans la première partie de ce travail, j'ai cherché à établir que les remèdes violents, spéciaux sinon spécifiques, administrés sans précautions, comme sans préparation aucune, au moment des crises, étaient le fait d'un empirisme qui ne peut être que l'apanage de ceux contre lesquels Van-Swieten s'élevait dans ses commentaires sur les aphorismes de Boerhaave. Aujourd'hui que l'on est fixé sur la cause de la goutte, que la science a déterminé la nature des altérations pathologiques qui la caractérisent, la thérapeutique doit sortir de l'obscurité qui l'environnait : seulement la médecine rationnelle qui profite des découvertes de l'expérience, qui utilise les propriétés reconnues à certains agents médicamenteux, doit en préciser, (autant que l'état des connaissances actuelles le permet), les cas et le mode d'application.

Dès la plus haute antiquité, l'observation avait appris que différentes espèces de colchique jouissent, à des degrés divers, de la faculté de calmer les douleurs de la goutte, aussi les médecins grecs et romains en faisaient un grand usage : l'énergie des préparations composées avec ces plantes vénéneuses, les accidents qu'elles déterminaient parfois, les avaient fait repousser par les plus grands médecins, tels que Sydenham, Cullen, Boerhaave, Hoffmann, Barthez, qui considéraient la goutte comme incurable, et à juste titre les palliatifs comme très-dangereux. Le colchique serait donc resté dans l'oubli, s'il n'avait été introduit dans des arcanes qui ont permis de juger de quelques uns de ses effets. Un médecin anglais distingué, le docteur James Johnson, dans son livre intitulé : *Recherches pratiques sur la nature et le traitement de la goutte et la manière de la prévenir dans toutes ses formes manifestées ou secrètes, avec un examen critique des remèdes les plus célèbres employés dans cette maladie* (Londres 1818), a porté de nouveau l'attention, par ses remarques et par ses études, sur le médicament dont il s'agit. Le professeur Chelius a démontré, plus tard, son mode d'action : d'après ses expé-

riences, le colchique excite puissamment la sécrétion urinaire ; augmentant, facilitant l'excrétion de l'acide urique,
il change l'état du sang dont il diminue la force plastique et
la richesse; il atteint, il entraîne de cette façon les principes
incomplètement oxidés dont il rend possible la plus forte
élimination par les conduits ordinaires. Ces résultats ont été
vérifiés depuis Chélius par d'autres savants, par d'autres
expérimentateurs. A présent, je ne crains plus de donner le
colchique; il n'est pas plus redoutable que le mercure, l'ar-
senic, ou le quinquina, si on l'administre à des doses très-
fractionnées, et dans des conditions diamétralement oppo-
sées à celles que j'ai combattues, éclairé par l'expérience.
Voici, suivant moi, comment il doit être employé. C'est
pour atteindre une disposition diathésique, et non pas pour
détruire des symptômes aigus qu'il doit être prescrit ; c'est
dans l'intervalle des douleurs, lorsque la maladie est à
l'état latent ou lorsqu'il n'existe aucune manifestation sérieuse, lorsque les fonctions digestives, les excrétions jouissent de leur énergie sous l'influence d'un bon système
hygiénique. Je choisis de préférence l'époque qui précède,
en général, le retour des crises, les premiers jours du printemps et de l'automne. Je fais prendre, tous les jours, pendant trois ou quatre semaines, 25 à 30 gouttes de teinture,
(c'est la préparation que je préfère, dont il est le plus aisé
de se rendre compte); cette dose même est divisée en
deux, ajoutée dans deux tasses d'une tisane aromati-
que, ou mieux légèrement alcaline, donnée le matin à
jeun, et le soir. Les effets spéciaux sont surveillés
avec soin, les changements survenus dans les sécrétions

exactement analysés. Toutes ces mesures prises, je ne pense pas qu'un accident soit possible, je n'en ai jamais vu se produire, je n'en connais pas d'exemple. Plus hardi que moi, le docteur Galtier-Boissière administre, avec succès, le colchique, soit au début de l'accès, lorsque les prodrômes l'annoncent, soit pendant la crise; mais la recommandation qu'il fait d'avoir toujours en réserve des révulsifs pour parer à tout événement, à toute répercussion, me tient en garde, et ne me permet pas d'adopter la méthode qui dirige sa conduite médicale, avant que l'innocuité soit également établie à mes yeux. Il parvient, je le sais, en agissant ainsi, à faire disparaître plus promptement le symptôme *douleur* ; les précautions dont il s'entoure, la réserve qu'il recommande, la direction habile qu'il imprime à cette médication l'ont rendue jusqu'ici toujours heureuse entre ses mains exercées : en serait-il de même si elle était, dès cet instant, propagée comme méthode générale, appliquée par des hommes dont, non pas la bonne volonté, mais le savoir et la prudence pourraient se trouver en défaut en face d'une maladie protéiforme ?

A mon avis, ce n'est pas le médicament lui-même, ce n'est pas le colchique qui doit être repoussé ; ses propriétés particulières, démontrées par l'expérience pratique avant d'avoir été déterminées par les études, par les observations scientifiques le désignent comme un modificateur précieux qui doit prendre rang dans la matière médicale, elles indiquent le parti qu'une sage médecine peut en tirer. C'est l'abus du remède que je repousse , ainsi que ses doses élevées, son association avec d'autres agents incendiaires, tels que les drastiques, son administration prolongée sans discernement, dans tous les temps, à toutes les phases, à toutes les périodes de la maladie. Par lui-même, il est un agent spécial très-énergique, qui devient ou peut devenir funeste, si on néglige les mesures d'hygiène : le régime seul permet son emploi, assure la réussite.

Un séjour à Vichy, renouvelé plusieurs fois, est la preuve, pour ce qui me concerne, du prix que j'attache, dans la goutte, aux eaux minérales alcalines. Elles répondent par leurs propriétés à deux indications essentielles. Leur impression immédiate s'exerce sur l'estomac, le tube digestif et ses annexes ; elles ont une influence favorable, un effet résolutif sur les engorgements abdominaux, sur les accidents dyspepsiques si fréquents dans ces cas. Par l'absorption, mélangées, combinées bientôt avec le sang, elles s'emparent d'une partie de l'acide qu'il contient. Mais elle ne peuvent être continuées indéfiniment, elles exigent, de temps en temps, une interruption dans leur emploi ; elles ne sauraient inspirer une sécurité entière au malade, s'il néglige diverses conditions déjà indiquées, sur lesquelles je dois me dispenser de revenir.

C'est en prenant pour base les connaissances chimiques, en fondant leurs théories sur les caractères pathologiques du sang, que quelques auteurs ont inventé des méthodes de traitement qu'ils considèrent comme rationnelles. Ce sont elles qui ont engagé notre compatriote, M. le Dr Socquet, avec le concours du pharmacien Bonjean, de Chambéry, à proposer ses remèdes dialytiques, comme dissolvants des sels et des acides, comme prévenant leur reproduction. J'apprécie ces tentatives, mais je ne sache pas que l'expérience ait encore sanctionné leur mérite,

On a voulu sinon substituer aux eaux minérales, du moins faire marcher de pair avec elles, l'hydrothérapie : sous la direction d'hommes habiles, le fait est certain, des guérisons, des soulagements, plus ou moins marqués, plus ou moins durables, ont été obtenus. C'est principalement dans la goutte chronique que des résultats heureux se sont montrés ; dans ces cas, l'hydrothérapie habilement pratiquée semble même, c'est mon opinion, plus puissante que les eaux alcalines. Mais, ce serait une erreur de croire que, chez les individus dont le sang jouit d'une grande plasticité, il est toujours possible d'enlever impunément, par la sudation, une forte quantité de principes aqueux, surtout si on ne favorise pas suffisamment d'ailleurs, la solution des sels réfractaires à l'élimination que l'on veut provoquer. Je possède deux exemples malheureux qui m'obligent de poser cette restriction. M. V.... négociant en soierie, M. Rich..., teneur de livres dans notre ville, tourmentés par des douleurs de goutte, plus opiniâtres que cruelles, les ont vu céder au traitement par l'eau froide, mais presque aussitôt, des accès d'asthme, des battements de cœur, de la dyspnée, des troubles profonds dans les fonctions respiratoires et circulatoires se sont manifestés. L'auscultation a fait reconnaître des altérations organiques du cœur, des concrétions à l'origine de l'aorte, qui ont amené la mort.

Le quinquina et ses préparations ont été signalés comme ayant aussi une action notable sur les phénomènes goutteux; c'est la quinine unie à la scammonée qui compose le remède du docteur Laville. MM. Trousseau et Pidoux dans leur *Traité de thérapeutique et de matière médicale*, ont fait remarquer depuis longtemps que le sulfate de quinine peut être utile pour diminuer les souffrances, abréger les accès : mais, aussi bien que le colchique, ce sel est dangereux s'il est employé sans les précautions qui doivent, dans une affection de cette nature, accompagner toute médication rationnelle, demandant des secours à des moyens héroïques.

Lorsque les prodrômes, les signes précurseurs, que les malades mêmes connaissent très-bien, viennent à se montrer, annoncent l'état diathésique, avant que la fluxion n'ait eu lieu sur les surfaces articulaires, il est un certain nombre de précautions qu'il faut se hâter de prendre. Il importe, en premier lieu, de diminuer l'alimentation, de la composer surtout de substances végétales, en augmentant, autant que possible, les boissons aqueuses : les tisanes diurétiques, alcalines, émollientes, méritent la préférence; il convient, s'il y a de la constipation, de la faire disparaître, de tenir le ventre libre, sans employer toutefois les purgatifs violents ; s'il n'y a pas de complication rhumatismale chez le sujet, les bains émollients peuvent être très-avantageux. Il est bien entendu que je ne parle ici que de la goutte aiguë, qui n'a pas laissé encore d'altération grave dans l'organisme. Si malgré les efforts faits pour la prévenir, elle éclate spontanément ou sous l'empire de quelque cause extérieure, le régime diététique sévère reste le même ; ce régime n'est pas une source de privations pour les malades qui éprouvent du dégoût, de l'inappétence, des envies de vomir, de la constipation avec ballonnement du ventre : une douce médication doit être dirigée contre ces symptômes ; l'existence de la goutte n'est point un obstacle à toute espèce de médecine, ainsi que certains pathologistes l'ont prétendu.

Cette disposition des organes est un des motifs qui m'ont porté et qui me portent à rejeter, durant les crises même à faibles doses, le colchique, le quinquina, leurs composés, quoique Giannini, Trousseau, d'autres encore, aient traité avec succès les premières attaques par la quinine ; quoique Galtier-Boissière recommande la teinture de colchique durant les paroxysmes, comme le modificateur par excellence.

Si la maladie frappe les organes profonds, les viscères importants, la proscription de ces agents thérapeutiques doit être plus absolue encore, elle est une nécessité qu'on ne saurait méconnaître impunément.

Dans la goutte interne, vague, rétrocédée, ce sont les révulsifs à la peau, les dérivatifs puissants qui offrent au praticien les ressources les plus promptes et les plus efficaces. Les boissons légèrement alcalines, prises avec modération, seront permises ; il ne faut pas les pousser trop loin dans la crainte de fatiguer les voies digestives, et de tomber dans l'erreur de MM. C. Petit et Barthez qui n'ont pas pris garde que la présence de l'acide urique, en excès par le fait d'une saturation que j'appelle artificielle, peut cesser de se révéler sans que l'économie en soit débarrassée.

Dans ma croyance, les accidents inflammatoires, les complications de toute espèce qui surgissent, réclament également l'intervention de la médecine.

Si, pour combattre les désordres locaux, les gonflements articulaires, j'ai défendu l'application de la glace, des réfrigérants, des astringents, si je donne la préférence aux fomentations émollientes, aux cataplasmes, aux embrocations mucilagineuses et même narcotiques, c'est que je suis persuadé que ces moyens peuvent soulager, calmer les souffrances sans nuire, sans arrêter l'évolution, la marche franche de la maladie.

Lorsque les engorgements persistent, prennent le caractère chronique, lorsque les signes extérieurs d'un accident diathésique sont trop lents à se dissiper, il ne faut pas, nonobstant, contraindre le patient à un repos indéfini : l'exercice bien réglé, en plein air, le mouvement sont des conditions importantes pour la résolution. Dès que le malade peut agir, dès que les symptômes aigus, inflammatoires, sont tombés, j'autorise les applications fondantes, alcalines, les liniments toniques, iodurés, etc.

Il est possible, à la longue, (en ayant soin de combiner toujours ces topiques avec le traitement général méthodique), non-seulement d'arrêter la formation, le développement des concrétions tophacées, mais même de les faire disparaître en grande partie, s'il n'existe pas de véritables dégénérescences des tissus articulaires.

Dans la goutte ou bien après ses manifestations, quoique les vicissitudes atmosphériques, les changements de température, de saisons, le froid, l'humidité, l'électricité aient moins d'influence que dans le rhumatisme, il est indispensable de protéger convenablement les parties qui ont été frappées ; en maintenant à tout le corps une chaleur égale, on les abritera plus particulièrement parce qu'elles restent plus impressionnables. La laine, la flanelle qui entretiennent une douce révulsion, qui stimulent directement le système cutané, doivent être recommandées.

Je ne m'étendrai pas, dans ce travail, sur la cachexie goutteuse, sur les névroses, les divers désordres fonctionnels, les nombreuses altérations organiques, que les auteurs les plus estimables ont voulu attribuer au principe goutteux se révélant, d'une manière anormale, chez des sujets qui tirent de l'hérédité le germe morbifique de ces terribles affections ; je ne fais que les indiquer , je me contente d'appeler l'attention des médecins sur ces observations dignes du plus haut intérêt et pouvant inspirer de nouvelles recherches.

Avant de formuler les conclusions qui résument les idées émises dans ce mémoire et les propositions principales qu'il renferme, j'ose dire que, suivant le précepte de Pinel, je me suis appliqué à suivre la voie tracée par l'observation et l'expérience ; j'ai adopté les règles que les progrès de la science recommandent, j'ai préféré un traitement prolongé, mais basé sur des considérations physiologiques, généralement admises comme vraies , à une méthode rapide, incertaine et souvent compromettante.

Si j'étais parvenu, suivant mes désirs, à convaincre mes lecteurs par les arguments , par les preuves qu'il m'a été donné d'exposer dans ce travail, pour eux comme pour moi, il serait établi :

1º « Qué la goutte, ainsi que la plupart des affections diathésiques , constitutionnelles , est engendrée par des écarts d'hygiène, provenant soit des malades eux-mêmes, soit des parents qui leur ont transmis une prédisposition héréditaire dont il faut tenir compte ;

2º « Qu'elle est due à une altération des principes cons-titüants du sang, chargé d'acide urique en excès ;

3º « Qu'il est toujours dangereux de combattre les manifestations aiguës, les crises extérieures par des agents empiriques , perturbateurs qui, dans l'immense majorité des cas, sont cause des accidents désignés sous les noms de *goutte vague, goutte interne, goutte viscérale ;*

4º « Qu'il n'existe pas jusqu'ici de remèdes spécifiques pour la goutte ; qu'on possède seulement des moyens énergiques qui exercent une action spéciale sur ses symptômes; en première ligne, je place le colchique , les substances alcalines, etc....

5º « Que si ces moyens n'attaquent pas l'essence même de la maladie qui est inconnue, ils atteignent sa cause matérielle, étant susceptibles de modifier l'état, les qualités morbifiques du sang ;

6º « Que ces agents thérapeutiques , aussi bien que le quinquina , (ce dernier agit sur le système nerveux, sans modifier en apparence comme les précédents, les propriétés du sang), exigent, pour être administrés avec succès ou du moins sans inconvénients, sans péril, un concours de précautions, de mesures et de circonstances, seules capables d'en permettre la tolérance, et d'en favoriser les bons effets. »